家庭母婴护理实践指导

主　审　武　晋　曹玉莲

主　编　王宝珠　邢　哲　孙建民

副主编　高凯霞　吕慧颐　王　嵘

人民卫生出版社

·北　京·

图书在版编目（CIP）数据

家庭母婴护理实践指导 / 王宝珠, 邢哲, 孙建民主编. —北京：人民卫生出版社, 2022.11
ISBN 978-7-117-33542-3

Ⅰ. ①家… Ⅱ. ①王… ②邢… ③孙… Ⅲ. ①围产期－护理②新生儿－护理 Ⅳ. ①R473.71②R473.72

中国版本图书馆 CIP 数据核字（2022）第 170236 号

人卫智网	www.ipmph.com	医学教育、学术、考试、健康，购书智慧智能综合服务平台
人卫官网	www.pmph.com	人卫官方资讯发布平台

家庭母婴护理实践指导

Jiating Muying Huli Shijian Zhidao

主　　编：王宝珠　邢　哲　孙建民
出版发行：人民卫生出版社（中继线 010-59780011）
地　　址：北京市朝阳区潘家园南里 19 号
邮　　编：100021
E - mail：pmph @ pmph.com
购书热线：010-59787592　010-59787584　010-65264830
印　　刷：三河市宏达印刷有限公司（胜利）
经　　销：新华书店
开　　本：889 × 1194　1/32　　印张：8　　插页：2
字　　数：214 千字
版　　次：2022 年 11 月第 1 版
印　　次：2023 年 1 月第 1 次印刷
标准书号：ISBN 978-7-117-33542-3
定　　价：46.00 元

打击盗版举报电话：010-59787491　E-mail：WQ @ pmph.com
质量问题联系电话：010-59787234　E-mail：zhiliang @ pmph.com
数字融合服务电话：4001118166　E-mail：zengzhi @ pmph.com

编　者（以姓氏笔画为序）

卫丹丹　马　颖　马春花　王　培　王　嵘　王　蓓　王　熙
王宝珠　王宝霞　史丽荣　付　瑜　朱永旺　邢　哲　邢　涛
吕慧颐　任玉珍　孙建民　李　涛　李秀芳　李振苏　李颖芬
杨海龙　何爱萍　余　虹　宋秋香　张　颖　张红玲　张红梅
张瑞红　张丽娜　赵玉梅　郝秀婷　郝春霞　栗晓坤　贾彦彦
高凯霞　凌晓燕　黄雅玲　崔丽娟　崔献梅　梁　芳　董丽媛
翟丽宏　燕美琴　滕　云　薛志红　冀　静

随着社会的发展，生活水平的提高，服务经济正在加速向体验经济转变，服务更为细化，更加多元化。在围产期母婴护理方面，目前占主流的"80后""90后"新生代父母对新理念、新事物的接受能力更高，更为注重自身体验和感受。由此，传统的以家庭成员为主、在家中进行的产后母婴照护已在很大程度上被专业母婴护理人员的服务取代。专业母婴护理人员在科学育儿、新手妈妈心理调适、营养保健、身体状况了解及康复等方面，以科学化、专业化、高质量的专业护理知识和指导，帮助母婴双方身心健康地进入和适应新生活。

三孩政策的全面实施，带来母婴服务市场高速发展的新阶段。母婴行业是新兴行业，但与大多数人、社会乃至国家的长远发展息息相关。行业规范、健康地发展，既是行业本身长远持续的需要，也是国家的重要民生工程，对从业人员的专业水平也提出更高的要求。

契合国家生育新政策，配合行业健康发展的迫切需求，山西省太原市母婴协会的护理专家团队编写了《家庭母婴护理实践指导》一书。本书严格遵照母婴护理行业技术规范，内容涉及护理学、营养学、中医调理、心理疏导、家庭化消毒隔离、产妇护理及体形恢复、婴儿喂养、母婴常见疾病预防和急救处置等相关知识，以及孕产期的筛查诊断、化验结果、母婴护理的每日工作流程等方面，集专业性、实用性于一体，既科学严谨，同时也通俗易懂，是值得从业人员、准父母常备身边和案头，时常学习、查阅、应用，帮助解决家庭类母婴问题的专业指导书。

借此机会，在这里感谢编写团队的所有成员：感谢各位无私分享各自的专业经验和思考,是大家共同努力才使本书得以在如此短的时间内面世;并感谢所有在本书编写过程中给予关心、支持和帮助的同事、朋友和家人。

希望这本书能给读者提供切实的帮助。受编写时间限制,本书或有不妥之处,请广大读者不吝批评指正。

王宝珠　邢　哲　孙建民

2022 年 7 月

| 目　　录 |

第一章 家庭母婴护理从业人员职业道德、家庭礼仪与沟通技巧

母婴的生命健康与发展，不仅关系到婴儿能否健康成长、母亲的身心能否健康，而且关系到家庭的幸福与社会的稳定，更重要的是关系到一个国家和民族的希望和未来，因此从事母婴护理工作有着重要的家庭意义与社会意义。

母婴护理关注的是围生期及出生后 1 年内母亲和婴儿的护理工作。随着人们生活水平的提高与科学文化知识的普及，孕产妇本人及其整个家庭对围生期保健的重视程度越来越高，这也对家庭母婴护理提出了更高要求。

第一节 家庭母婴护理相关法律法规

一、中华人民共和国母婴保健法

为更好的保障母亲和婴儿健康，提高出生人口的素质，我国 1995 年 6 月 1 日起施行《中华人民共和国母婴保健法》，2001 年颁布并实施《中华人民共和国母婴保健法实施办法》。2022 年 3 月 29 日对《中华人民共和国母婴保健法实施办法》部分条款做出修改，自 2022 年 5 月 1 日起施行。

二、家政服务母婴生活护理服务质量规范

我国人口总量庞大，近年来人口老龄化程度加深，我国根据人口发展变化形势，先后实施单独两孩、全面两孩、三孩等政策，有利于改善我国人口结构、落实积极应对人口老龄化国家

1

战略、保持我国人力资源优势。婴儿出生数量的增加，再加上家庭结构改变、生活观念和社会需求的变化，进一步促进了母婴保健服务市场的蓬勃发展。据《中国母婴行业白皮书 2016》统计数据，2011 年我国母婴行业交易规模已突破 1 万亿元，2015 年突破 2 万亿元，2017 年将近 2.7 万亿元，2018 年突破 3 万亿元。2016 年至 2018 年的市场平均增长率将保持在 15% 以上。粗略估算，目前整个母婴保健行业有几十万从业人员，每年服务的客户人群达几百万人次，并且还在以每年 30% 左右的速度递增。与此同时，由于缺乏行业准入规则和规范监管措施，在行业中也出现诸多问题，部分机构行业素养欠缺、缺乏常态管理，不仅没有对母婴健康形成帮助，甚至还对母婴身心造成伤害，严重损害了行业信誉，也对行业的服务质量及运营安全形成挑战。

2015 年 7 月 6 日发布的《家政服务母婴生活护理服务质量规范》，对母婴生活护理服务质量和家政服务机构划分进行了规范与界定，并于 2016 年 2 月 1 日起正式实施，对不同级别护理服务的工作内容、护理技能及服务人员要求都做出了明确的规定。2017 年 9 月 1 日起，《母婴保健服务场所通用要求》正式实施。这是目前唯一适用于所有提供非医疗性母婴保健服务机构的国家级标准。服务种类涉及备孕保健、孕期保健、产后保健、婴幼儿保健等母婴保健服务的所有阶段，覆盖面广。此标准填补了母婴保健服务机构层面的，能覆盖管理、技术、软硬件等方面的国家标准的空白，是依据国家政策法规提出的规范母婴服务行业发展的标准，专门针对社会中游离于医疗机构之外的大批母婴保健服务组织。它的出现不仅有力地支持了相关法律法规、政策规划的有效实施，更对行业发展起到了前所未有的规范和引导作用。

母婴护理从业人员因为工作性质的特殊性与工作环境的特殊性，必须严格遵守规章制度，尤其要遵守职业纪律和与职业活动相关的法律、法规，违反者将承担相应处罚甚至追究法律责任。全体从业者一定要严格遵纪守法，不挑战道德底线，不触碰法律红线，不伤害公序良俗，弘扬主旋律，传递正能量，关爱女性生殖健康，为母婴安全保驾护航。

第二节　家庭母婴护理从业人员职业道德与行为准则

职业道德是人们在职业活动中符合职业特点所要求的道德准则、道德情操与道德品质的总和。它既是对从业人员在职业活动中的行为标准和要求，又是职业对社会所担负的道德责任与义务。家庭母婴护理工作已经成为一个非常热门的职业，这个职业的高收入也吸引着越来越多的人加入。一个职业群体要在社会上创造良好的口碑、获得他人的认可，就必须重视并遵循相应的道德规范与行为准则。

一、家庭母婴护理从业人员职业道德要求

家庭母婴护理从业人员从素质方面要爱岗、敬业、诚实、好学，从服务态度方面要热情、周到、耐心、细心。

（一）慈母般爱心，高度负责

做任何工作都需要爱心与敬业精神，照顾年轻母亲与婴儿更是如此。要不断提升自身业务水平与能力，掌握照顾他们的科学知识，以高度负责的精神重视对准母亲的优生优育、产前检查、孕期营养、烟酒药物对胎儿的影响、产褥期保健指导、新生儿照护等知识的宣教工作。将婴儿与母亲的安全与健康放在工作的首位，耐心解答每一个问题，细致完成每一个操作，动作轻柔，消除孕产妇及其家属的疑虑，以科学、专业的形象赢得信任。兼具爱心与责任心，方能提供优质的家庭母婴护理服务。

（二）尊重风俗习惯，注意行为禁忌

不同的地方有不同的坐月子风俗与照顾婴儿的习惯，要掌握不同的风俗，特别是忌讳。只要是不危害母亲和婴儿的健康，对这些习惯要予以尊重，不要横加指责。如果某些风俗习惯对母亲和婴儿的健康是有影响的，甚至有危害的，要耐心说

明其中的道理，使双方达成一致。不要做出对方禁忌的行为，避免不愉快甚至纠纷的发生。

（三）将心比心，热情服务

设想如果产妇是自己的女儿，我会怎样，将心比心，将孕产妇与婴儿当作自己的亲人，站在对方的角度考虑问题。在工作中要保持热情、积极、乐观向上的情绪，不厌其烦，细心、耐心地对待每一项工作。

（四）注重沟通，协调配合

妊娠与分娩是育龄妇女正常的生理现象，也是女性一生中的重大事件。在此过程中，孕产妇的神经、精神、内分泌及其他系统，都将经历生理的适应性变化。此外，孕产妇也需要面对社会、家庭、经济关系、自身角色和责任上的许多变化和随之而来的问题及矛盾，往往形成一定的压力和紧张。孕产妇会有强烈交流沟通、与人倾诉的欲望，以此获得支持与理解。所以要多与孕产妇沟通，耐心倾听，适度开导，态度要积极，语气要温柔，不能怠慢。无论是对年轻的爸爸妈妈，还是双方的父母，无论是书本理论还是经验理论，亦或是网上查阅的资料，还是"老话常说"，都需要在沟通后才能应用，以免因为分歧而发生不愉快。身为母婴护理从业人员一定要具备与各方面人员的沟通能力，建立良好的协作关系，照顾好孕产妇和婴儿。

（五）精准评估，专业护理

要注意观察婴儿体温、脉搏、呼吸及大小便情况，给婴儿沐浴时要注意观察婴儿脐带的情况，做好相应护理。在专业上虚心学习，勤学好问，不断提高业务水平，赢得产妇的信任，以利于工作的开展。

二、家庭母婴护理从业人员行为准则

职业准则是通过公约、守则等形式对职业生活的某些方面进行具体的规定。家庭母婴护理从业人员行为准则要求如下：

（一）严格物品保管、保洁，不私拿物品

1. 诚实守信　严格履行服务承诺。入户工作时携带好个

人生活用品，不乱翻雇主家的东西，各种物品按家庭规范陈列整齐。认真执行每天的清洁工作，定时家庭通风，保持清洁、舒适、温馨、安全的环境。

2．遵守贵重物品管理原则　不会使用的器具未经雇主的允许和指导，不随意使用。更不能私拿私用物品，不要使用其家庭成员的通信工具和电脑设备。当雇主不在家的时候，为其家庭财产安全负责。

（二）勤俭节约

1．遵循勤俭节约的原则　物尽其用，不浪费。

2．不得向客户借钱或是索要东西。

（三）维护家庭和谐

1．言谈内容严谨、言语温和、语调适中　维护家庭和谐，不介入雇主家与邻里的矛盾纠纷，更不得从中挑拨婆媳关系、夫妻关系。

2．不擅自引领他人进入雇主家　保护雇主家庭隐私，不向他人泄露家庭信息。

（四）忠于职守，不得虐待婴儿

1．不得擅自离开工作岗位，婴儿的专用物品不能混用。

2．怀抱婴儿时，不允许使用手机、微波炉及看电视等。照料婴儿要细致、温柔、细心、耐心，不得打骂、恐吓甚至虐待婴儿。

3．及时发现婴儿的异常情况，及时与雇主进行沟通。

（五）对工作积极负责，不弄虚作假，不欺瞒诈骗

1．爱岗敬业、守时守信、品行端正，诚实可靠，不损害他人利益；不弄虚作假，更不得欺瞒诈骗。

2．不能上网或是长时间打电话，不能在打电话时旁若无人地大声喧哗。不小心毁损物品，不要隐瞒，诚实告知，按照相关规定处理。

3．尊重他人、尊老爱幼，积极引导产妇保持心情舒畅。发现问题及时与家人沟通交流，做好心理疏导。

4．不管发生了什么，不要带着消极情绪工作。正确对待雇

主的严格要求,要宽宏大度,学会忍耐,不要抱怨。

5．在工作中发生问题要及时上报相关负责人。

第三节 家庭母婴护理从业人员家庭礼仪与沟通技巧

整个家庭母婴健康管理中,护理从业人员的良好的职业礼仪与沟通技巧是与新母亲及其家人建立和谐关系的纽带,更是顺利完成好工作的润滑剂。

一、家庭礼仪

每个人都愿意与懂礼仪的人交往,礼仪是人类文明的产物,是尊重人的表现。对一个人来说,礼仪是一个人的思想道德水平、文化修养、交际能力的外在表现,例如在交往过程中表现出友好与和善,通过语言和动作表达关心,主动打招呼、道谢等。对一个社会来说,礼仪是一个国家社会文明程度、道德风尚和生活习惯的反映。

母婴护理从业人员进入家庭服务,更要注意作为突然涉入他人家庭的"陌生人"一定不要给其家庭带来干扰,要注意家庭礼仪。

(一)上门拜访

现代通信工具发达,可通过电话、微信等方式提前建立联系,约定上门服务时间,可根据对方生活规律和作息时间合理安排,要让对方有时间做良好的准备。约定时间后准时到达,如有特殊事情不能准时,一定要及时告知。

上门之前应准备好服务的名片、资格证书、洁净的工作服、个人用品等。如果可能应在合理范围内尽量了解雇主的职业身份、家庭成员、性格爱好、对母婴护理服务需求以及特殊需求等信息。如信息有限,要在首次交流中问清楚这些问题,避免此后不愉快的发生。入户时要先敲门,在得到允许后进入家中,然后简短地说明自己的身份,开场白要给对方一个良好的第一印象。

（二）仪表规范

注意自己的穿着，择衣要与个人身份、年龄符合，这样能够使个人的气质风度得到很好的体现。要着装得体、洁净大方，总体给人一种专业、大方、稳重的印象。

入户工作佩戴胸卡，穿工作服，服装保持衣扣整齐、清洁平整、大方得体。穿肉色袜子，不要穿颜色过亮花色复杂的长裤。鞋面干净整洁，无污垢。

着装被污染时及时更换。做新生儿洗澡、抚触、脐带护理等操作时必须戴帽。

发型不可过于新潮，要整齐利落，避免披肩散发、焗染怪异的颜色，头发长度要求额前不过眉，后发不过肩，侧不掩耳；保持牙齿清洁，口腔清新无异味；保持手部清洁，不留长指甲，不涂指甲油；工作期间减少饰品的佩戴，不得露出项链，耳钉直径不超 0.5cm，不戴手镯、手链；禁止使用香水。

（三）举止礼仪

不要大声喧哗，做到四轻，即"走路轻、关门轻、取拿东西轻、说话轻"，严禁吸烟。吃饭应安静，不吧唧嘴，不当面挖鼻、掏耳朵，咳嗽、打喷嚏时注意避人。

初入对方家中一定要稳重，不要太随意，应该尊重对方的隐私权。主人听到敲门或门铃声出来后，互相问候方能进屋，不可门开即进；即使门大开，也不可直入屋内，而应在门口说一声："×× 先生在家吗？"不要讲："里面有人吗？"待主人招呼进屋后方可进入。

（四）称呼要合常规

添丁进口对于一个家庭来讲是件大事，婆婆、丈夫、媳妇以及其他家庭成员可能一直在家中，或是有亲朋好友不断登门看望。身为照顾母婴健康的人员，在一段时间要融入这个家庭的氛围，要注意对每个人的得体的称呼。这些称呼要听从当事人的意见，表达尊敬之意。可以根据不同情况采用敬称或谦称。敬称是尊人，谦称是对己，也是为了表示对别人的尊重。

为了表示亲切、不见外，常常会用人们已经习惯的称呼。例如，自己如果年长一些，可以直接称呼年轻夫妇的小名；或者根据婴儿的名字称产妇"XX妈妈""孩他爸"，也可以随婴儿称呼家中的叔叔、婶子、伯伯等。

（五）要考虑自身兴趣爱好及生活习惯会不会打扰别人

工作在他人家中，作为这个家突然来到的人，双方彼此间是需要融合的。每个家庭都有自己不同的习惯，对别人的习惯要尊重，特别注意自己的行为会不会给别人带来困扰。如在家中的大众区域，如客厅、餐厅内不应穿睡衣，或过于性感裸露的衣服活动，须知睡衣是只限于寝室内或上床前才穿的衣服，而且当只有男主人在家时更应当注意。如果是始终居住家中，自身清洁与衣服的更换、被服的使用不要给别人带来尴尬。如内衣清洗晾晒后及时收纳，且避开男主人。工作完成后要将所有使用过的主家物品进行清洗。

（六）谦虚有礼及时说"谢谢"

举止端庄，以轻、稳为宜，工作时面带微笑，保持乐观。得到他人帮助之后，应该自然地说声谢谢。主动地表示感谢，以显示真诚，也是人之常情。尽管许多人帮助他人，并不指望得到回报，但对于受帮助的人来说，一定要及时而主动地表示真诚的感谢。

与人交流、解答问题要始终保持谦虚有礼。讲解照顾产妇与婴儿的专业知识要条理分明、有理有据，在工作过程中，对于别人的支持与配合，也要及时表达感谢。聘请月嫂服务的家庭相对具有较高的文化知识与经济实力，所以非常有必要解释自己的做法，说明为什么这样做，你的经验技能来自于哪里，要让这家人相信你，才能彼此很好地相处与配合。

（七）保持良好的卫生习惯

母婴护理从业人员应当保持良好的个人与家庭的卫生习惯，对产妇与婴儿的清洁、家庭环境的整洁要用心。工作中随时清洁，随时整理，不要斤斤计较工作分工，有的护理从业人员是家中油瓶倒了都不扶一下，因为工作任务是照顾婴儿，不负责做饭，这势必会形成不好的印象。要勤快做事，不能懒散。

（八）严守自己工作的边界

雇主与家人讨论家务事时，不应在旁插嘴，打断别人发言或添油加醋。而是做完分内之事后视情况回避，让家人有私密的空间及充足的时间来讨论家务事，即使在旁听到其中的内容，也不要转述给他人，注意保护客户家庭及个人隐私。不打听家庭隐私，对于家庭中的一些问题、矛盾不妄加评议和对外泄露。

二、沟通技巧

沟通是为了一个设定的目标，把信息、思想和情感在个人或群体间传递，并且达成共同协议的过程。沟通是一门复杂的、很重要的学问与修养。沟通对于我们每个人都很重要，也是随时随地都存在的。不沟通就不能传递信息，不沟通就不能了解和理解他人。

在各种性质的工作中，有些工作受沟通的影响最为明显。例如记者、教师、医务人员、推销员、导游以及各种服务人员等，这些工作性质对沟通能力的需求特别急切，能否有效地与他人沟通，会影响他们工作的成败。母婴护理工作也是如此。

（一）注意第一印象

第一印象效应是指最初接触到这个人时产生的印象。这个印象会对我们以后的行为活动和评价产生很大的影响。第一印象主要是性别、年龄、衣着、姿势、面部表情等"外部特征"。一般情况下，一个人的体态、姿势、谈吐、衣着打扮等都在一定程度上反映出这个人的内在素养和其他个性特征。

每个人都力图给别人留下良好的"第一印象"，我们的工作也是如此。首次与孕产妇及其家人接触，个人的亲和、微笑，得体的穿着，言谈举止的优雅都是非常重要的。特别注意，学会用"是"代替"不"。交流时，不要把讨论不同见解的内容作为开始，这样往往会引起对方的反感。要以双方同意的事情作为开始，必须明确大家是为一个目标而努力，唯一的差异在于实现目标的方法，要一开始就得到对方的认可。

（二）了解并满足产妇的知识需要

妊娠早期，孕妇会更多关注自身的形象，晚期主要关注胎儿是否健康。孕妇大多对生产的疼痛、难产、婴儿的健康以及如何产后照料自己和婴儿的问题感到担忧。我们要针对不同性格的人区别对待。

有的孕产妇偏外向型，性格大多直爽、热情；有的孕产妇倔强任性，对他人的意见偏激；有的孕产妇个人、家庭负担重，由于精神与心理问题，对婴儿缺乏感情，这对于儿童的发育成长极为不利。孕育胎儿是妇女生命中重要的转折时期，由于身体的变化，容易导致精神情绪变化，是妇女心理最脆弱的时期，情绪波动很大，常常会为一些小事哭泣，如若与丈夫不睦，这段时期对夫妻之间的关系压力也很大。

在这一过程当中丈夫也有一定的心理变化，他既有初为人父的喜悦，同时也为担负起丈夫和父亲的责任而感到压力。加之妻子身体的不适、性情的改变、感情的转移，使丈夫会感到无所适从、焦虑不安。因此妻子应给丈夫一定的关怀和理解，与丈夫一道为共同创造温馨家庭而努力。

月嫂工作者大多是年长者，人生经验丰富，在交流中可以适度给予年轻夫妻一些赞扬，可以用自己的亲身经历及周围熟悉的人发生的事情对双方进行劝解，促使夫妻双方更加愿意与其保持良好的交流，工作起来就会更加得心应手。

（三）学会提问

首先问题清晰化，明确表达；其次将问题加以扩展获取更多的细节信息。

（四）警惕产后抑郁

受传统文化影响，大多数家庭会给予孕产妇良好的家庭社会支持，但部分孕产妇心理复杂，对怀孕给自己生活带来的影响等新问题感到困惑而忧虑，部分孕产妇会因为婴儿各种问题产生焦虑等不良情绪，沉默、无助、流泪、自我封闭、不愿与人交流，发生产后抑郁。对此母婴保健人员要学习相关知识，学会鉴别，及时发现，使产妇得到专业治疗。与这类产妇沟通时一定要保持耐心，轻言安慰，不说任何过激的话与责备的话。

（五）避免激烈冲突

冲突与矛盾的产生均与沟通不足有关，充分有效的沟通是避免冲突的有效法宝，如与对方发生不可调和的矛盾时，不可反驳指责，更不可动手，要与对方讲明事实或联系公司解决，必要时通过法律手段解决。

礼仪是沟通的纽带，沟通是礼仪的承载，两者相辅相成。记住：能打开别人心锁的钥匙正是你那颗真诚的心。

第二章 母孕确认后的保健知识

第一节　孕前疫苗接种

　　孕妇在长达 10 个月的妊娠过程中，为了避免一些疾病的侵袭，需要进行疫苗接种。接种疫苗有预防传染病的作用，使备孕女性身体处于最佳状态，对胎儿也有很好的保护作用，但是并非所有的预防接种都是安全的，有些疫苗是减毒的活疫苗，备孕时接种必须慎重。

一、接种疫苗

（一）乙肝疫苗

　　母婴传播是乙型肝炎重要传播途径之一。乙肝病毒可以通过胎盘屏障垂直传播，感染胎儿，使大多数的胎儿一出生就成为乙肝病毒携带者。其中部分的婴儿在成年后会转化成肝硬化或肝癌。育龄女性为预防肝炎、并使胎儿免遭乙肝病毒侵害，可以注射乙肝疫苗。

　　1. 注射时间　　按照"0、1、6"的程序注射。即从第一针算起，在此后 1 个月时注射第二针，在 6 个月时注射第三针。建议在孕前 9 个月进行注射。

　　2. 免疫效果　　免疫率可达 95% 以上，有效期 5～9 年。如果有必要，可在注射疫苗后 5～6 年时加强注射 1 次。乙肝疫苗接种后产生的抗体水平随时间逐渐下降。一般接种疫苗，抗体滴度逐年下降。是否需要再次接种疫苗，需要测定乙肝表面抗体的滴度，≤10IU/ml 时，应在半年内接种。

　　3. 特别提醒　　部分人在打完第三针后还是不能产生抗体，

或者产生抗体的数量很少，所以还需要进行加强注射，如果出现这种情况的话，最好把注射乙肝疫苗的时间提前到孕前 11 个月。

（二）甲肝疫苗

甲肝病毒可以通过粪 - 口传播。而妊娠期因内分泌的改变和营养需求量的增加，肝脏负担加重，抵抗病毒的能力减弱，极易被感染。因此，经常出差或经常在外面就餐的女性，更应该在孕前注射疫苗。

1. 注射时间　至少在孕前 3 个月。

2. 免疫效果　接种甲肝疫苗后 8 周左右，便可产生很高的抗体，获得良好的免疫力。接种疫苗后 3 年可进行加强免疫。

3. 特别提醒　甲肝病毒是通过粪 - 口传播的，由于怀孕后，身体抵抗病毒的能力减弱，很容易受到感染。所以注射甲肝疫苗是必要的。

（三）流感疫苗

流感疫苗属短效疫苗，抗病时间只能维持 1 年左右，且只能预防几种流感病毒，育龄妇女可根据自己的身体状况自行选择。

1. 注射时间　备孕的前 3 个月，刚好是在流感疫苗注射期，则可考虑注射。如果已怀孕，应询问医生安全与否。

2. 免疫效果　1 年左右。

3. 特别提醒　备孕的女性，平时一定要养成锻炼身体的习惯，不断增强体质。疫苗是病原或降低活性的病毒，虽然有效，但并不是打得越多越好。

（四）风疹疫苗

风疹是由风疹病毒引起的急性呼吸道传染病。其危害性在于可通过胎盘引起胎儿感染，发生先天性风疹综合征，发生先兆流产、流产、死胎等严重后果。也可能会导致胎儿出生后先天性畸形或先天性耳聋。预防风疹最好的办法，就是在孕前注射风疹疫苗。

1. 注射时间　至少在孕前 3 个月。

2. 免疫效果　风疹减毒活疫苗免疫效果十分理想，大多数接种者在使用疫苗后 10～28 天产生抗体,并可获得持久性的免疫作用,一般可维持 10～30 年。

3. 特别提醒 怀孕前未接种疫苗,怀孕早期怀疑可能感染风疹病毒,应尽快到医院做免疫性抗体 IgM 测定。一旦确定患有急性风疹,应听从妇产专业医生的建议。

(五)水痘疫苗

妊娠早期感染水痘,可致胎儿先天性水痘或新生儿水痘,妊娠晚期感染水痘,可能导致孕妇患严重肺炎甚至致命。通过接种水痘 - 带状疱疹病毒疫苗,可在孕期有效防止感染水痘。

1. 注射时间 至少在受孕前 3～6 个月接种疫苗。

2. 免疫效果 可达 10 年以上。

3. 特别提醒 由于对水痘 - 带状疱疹病毒没有特效药物治疗,主要是预防感染,育龄女性在妊娠前后避免接触水痘患者。

二、接种疫苗注意事项

1. 并非所有的预防接种都是安全的,诸如麻疹、腮腺炎等病毒性减毒活疫苗、口服脊髓灰质炎疫苗以及百日咳疫苗,孕妇禁用。

2. 凡有流产史的孕妇,为安全起见,均不宜接种任何疫苗。

3. 孕妇如果有接种疫苗的需求,应该向医生说明自己怀孕的情况,以及既往、目前的健康情况和过敏史等,让专科医生决定究竟该不该注射。

4. 备孕的女性,在接种疫苗时应向医生咨询,接种多久后怀孕才安全,尽可能避免疫苗对胎儿产生影响。一般接种疫苗最好在怀孕之前 3 个月。

5. 即使已经接种了疫苗,也尽可能远离感染性疾病患者。

第二节 产前检查简述

随着人们生活质量的不断提高,对孕妇的孕期保健越来越重视。产前检查成为每一位孕妇重要检查项目。通过产前检查，纠正孕妇身体的某些缺陷，如发现有妊娠高血压、妊娠期糖尿病或不宜妊娠的相关疾病，可及早发现，及早处理。一般情况下整个孕期要求做产检 9～13 次，整个孕期分为三个阶段，即孕早期（1～12 周）、孕中期（13～28 周）、孕晚期（29～40 周）。通常情况下，怀孕 12 周就可以到医院建立健康档案，进行首次的全面检查。孕中期的检查频率为每 4 周一次，孕晚期为每 2 周一次，在孕 36 周以后孕妇、胎儿变化大、容易出现异常，应每周进行一次产检，直至分娩。当然也应依照个人不同情况，如发现孕妇或胎儿有异常情况时，应根据情况入院或增加门诊检查次数。

产前检查的主要内容包括：定期监测血压、子宫高、腹围、血常规、尿常规、肝肾功能、糖耐量试验、阴道分泌物检查、胎心检查、心电图、超声检查、唐氏筛查等（表 2-1）。检测血压的目的是检测孕妇是否存在妊娠期高血压；检测身高、体重，可以监测孕期营养的摄入情况；通过子宫高、腹围的监测，可了解胎儿生长情况，胎儿异常增大提示有羊水过多或多胎妊娠；监测血常规可判断孕妇是否贫血，轻度贫血对孕妇及分娩的影响不大，中度贫血可引起早产、低体重儿等不良后果；此外观察血小板也很重要，血小板会影响孕妇的凝血功能；尿常规检查主要观察是否有尿蛋白、尿糖及酮体；检测肝肾功能是因为怀孕期间会加重肝脏和肾脏负担，如果肝肾功能不正常，怀孕也会使原先的疾病加重；糖耐量试验，也称葡萄糖耐量试验，是诊断糖尿病的一种实验室方法，随着妊娠进展，妊娠早期孕妇血糖水平逐渐降低，妊娠中晚期孕妇对胰岛素的敏感性下降，此时若胰岛素代偿性分泌量不足，易发生妊娠期糖尿病；阴道分泌物检查可及时发现阴道是否存在感染；胎心率监测则是利用胎心率电子监护仪来评估胎儿在母体子宫内状况；超声检查可以直观地看到胎儿的躯体、头部、胎心跳动、胎盘、羊水和脐带等，及时发现异常情况；心电图是为了排除心脏疾病，以确认孕妇是否能承受分娩。

表 2-1 产前检查的主要内容

产检孕周	常规检查内容
孕早期（超声见到原始心管搏动开始）	1. 登记档案 2. 近一年宫颈细胞学检查 3. 妇科常规检查，阴道分泌物涂片 4. 超声检查 5. 血、尿常规 6. 采血化验（肝、肾功能/血糖/凝血功能/血型＋抗 D/肝炎抗原抗体/HIV/甲功）
孕 11～13^{+6} 周	超声 NT 检测
孕 14～19^{+6} 周	唐氏筛查，16～20 周开始补钙、补铁
孕 20～24 周	胎儿系统超声筛查（孕 24～26 周四维超声）
孕 24～28 周	OGTT（口服葡萄糖耐量试验 - 糖尿病筛查）
孕 30～32 周	1. 产科超声（注意有无胎儿生长发育受限） 2. 血尿常规 3. 开始注意胎动
孕 32～36 周	1. 胎心率监测 2. 尿常规 3. GBS 筛查（B 族链球菌筛查，孕 35～37 周） 4. 36 周 B 超
孕 37～40 周	1. 血、尿常规 2. 心电图 3. 胎心率监测（每周一次） 4. 39～40 周 B 超
孕 40～41 周	1. 胎心率监测（每 3 天一次） 2. 40～40^{+6} 周 B 超 3. 妊娠≥40^{+6} 周，住院并引产

目前产前检查免疫检验项目主要包括肝炎病毒、梅毒、人类免疫缺陷病毒（HIV）、微生物感染（TORCH 感染）等，均可经母体传播。母体传播是感染这些疾病的主要传播途径，其次为血液及性接触传播。肝炎因其携带率和传染率高，一直是检验的重点项目之一。孕妇感染艾滋病病毒后不仅会使胎儿感染艾滋病病毒，还会致使胎儿子宫内发育受限、异位妊娠、早产

及死胎等高危妊娠的发生率升高。梅毒为产前检查的防控重点，属于性传播疾病，危险性极高，但其妊娠期临床症状不典型，极易被忽视。受传统观念影响，孕妇对梅毒存在自卑心理，加之缺乏充足的认识，因此极易隐瞒病情。通过检查梅毒血清病毒，可及早发现并进行医学干预，从而降低其对母婴的影响。TORCH 中 T、O、R、C、H 分别指弓形虫、其他病原微生物、风疹病毒、巨细胞病毒、单纯疱疹病毒，这类病毒可造成孕妇流产、胎儿畸形及死胎。

通过产前检查可检查出很多高危妊娠因素，医师可在产前及时确诊并治疗，控制高危妊娠发生发展，进而保证母婴生命健康。

第三节　产前筛查

出生缺陷又称先天缺陷，是指由于先天性、遗传性和不良环境等原因引起的出生时存在的各种结构性畸形和功能性异常的总称，是影响我国人口素质的主要原因，也是引起新生儿死亡和婴儿死亡的重要原因。出生缺陷严重影响儿童健康和生活质量，同时也给社会和家庭带来沉重的精神和经济负担。我国出生缺陷监测数据表明，占出生缺陷发生率前十位的结构畸形分别为：先天性心脏病、多指、唇裂、脑积水、马蹄内翻足、尿道下裂、神经管缺陷、并指、肢体短缩和小耳。出生缺陷还包括染色体病、基因病、遗传代谢病。为了降低出生缺陷的发病率，对胎儿进行遗传筛查称为产前筛查。

产前遗传筛查是通过可行的方法，对一般妊娠产妇进行筛查，发现子代具有患遗传性疾病高风险的可疑人群。筛查出可疑者进一步确诊，是预防遗传性疾病出生的重要步骤。产前筛查包括：①血清学筛查，主要为早期唐氏筛查及中期唐氏筛查；②影像学筛查，产科超声筛查及胎儿磁共振，主要针对胎儿结构畸形进行筛查；③分子生物学技术，例如无创产前检测即无创母血 DNA 筛查，针对唐氏筛查高风险及高龄的孕妇，原则上应该进行介入性产前诊断,但目前很多孕妇因顾虑流产风险而不能接受介入性穿刺,除此之外对于不适合行介入性产前诊断者如习惯性流产者均可行无创产前检测。总之,产前筛查是减少缺陷儿出生,提高人口素质的一个重要方法。

第四节 产 前 诊 断

产前诊断又称宫内诊断或出生前诊断,指在胎儿出生之前应用各种先进的检测手段,如影像学、生物化学、细胞遗传学及分子生物学等技术,了解胎儿在子宫内的发育状况,对先天性和遗传性疾病作出诊断,为胎儿子宫内治疗及选择性流产创造条件。

第五节 妊娠期的用药安全

一、孕前用药

(一)备孕期女方用药

1. 在备孕期间使用药物,应注意避免使用药物说明书上有"孕妇禁用"的药物。有长期服药史的妇女要咨询医生,规划是否停药与安全受孕的时间。

2. 减肥药的成分复杂,会影响女性内分泌的激素水平,备孕的女性应慎服减肥药物。

3. 口服避孕药经肠道进入体内,在肝脏代谢储存。体内残留的避孕药在停药后需经 6 个月才能完全排出体外。停药后的 6 个月内,尽管体内药物浓度已不能产生避孕作用,但对胎儿仍有不良影响。应该在备孕前 6 个月停止服用避孕药,待体内存留的避孕药完全排出体外后再怀孕。

(二)备孕期男性用药

药物的使用会造成男方不育症、女方习惯性流产(早期胚胎丢失),原因就是药物使男性精子受损。药物通过血睾屏障进入睾丸，可随睾丸产生的精液通过性生活排入阴道，经阴道黏膜吸收后进入血液循环，使低体重儿和畸形及死胎率增高。

1. 常见的一些免疫调节剂，如环磷酰胺、氮芥、长春新碱、顺铂等药物，毒性作用强，可直接扰乱精子 DNA 的合成，使遗传物质成分改变、染色体异常及精子畸形。

2. 吗啡、氯丙嗪、红霉素、利福平、解热镇痛药、环丙沙星、酮康唑等，可以通过干扰雄激素的合成而影响精子受精能力。

3. 某些抗组胺类药物，如盐酸西替利嗪会对男性的精子质量产生不良的影响。

4. 抗癌药、咖啡因、吗啡、类固醇、利尿药等，都会影响男性的精子质量。

5. 壮阳药会影响精子的活性，降低男士的生殖能力。

二、药物影响程度与妊娠的关系

妊娠各时期可使用的药物是不同的，药物对胎儿产生的影响也不同。孕妇用药与胎儿的孕周密切相关，在胎儿器官形成期，药物的影响最大，等到器官基本长成后，药物的影响又会逐渐减小。

（一）在不同妊娠时间用药产生的影响

1. 妊娠早期

（1）受精后 1～2 周：胚胎着床前，受精卵与母体组织尚未直接接触，还在输卵管管腔和子宫腔的分泌液中。故此期孕妇用药对胎儿影响甚微。这个时期药物对胚胎的影响是全或无，即要么完全没有影响，要么会导致流产，一般不会导致胎儿畸形。受精后 3 周内，胚胎尚未进行分化，用药的影响不表现为致畸，而是易导致胚胎死亡、流产。

（2）受精后 3～8 周（即停经 5～10 周）：这个时期是胚胎各器官加速分化形成时期，极易受外界因素影响而导致胎儿畸形。此时孕妇用药，药物的毒性能干扰胚胎、胎儿组织的细胞分化，此期是药物致畸的最敏感期。这个阶段应该严格控制用药，包括一般保健品、滋补药。如必须用药，一定要在医生指导下谨慎安全用药。有服药史的孕妇可在怀孕 16～20 周进行产前诊断，进一步了解胎儿生长发育情况并排除胎儿畸形。

（3）妊娠 9～12 周：胎儿各器官发育形成，药物致畸作用明显减弱，已不能造成大的畸形。但此期是手指、脚趾等小部位的形成期，药物对于生殖系统、神经系统影响也持续存在，同样要慎重对待。

2. 妊娠中晚期　这一时期是胎儿的器官基本分化完成，并继续生长。这段时间药物致畸的可能性大大下降，但仍可能影响胎儿的正常发育，此时用药仍然应该谨慎。

孕妇分娩期用药还要考虑对即将出生的新生儿有无影响，因为胎儿成为新生婴儿时，体内的代谢系统不完善，还不能迅速而有效地处理和消除药物。

3. 产后　产后哺乳期因大多数药物会通过乳汁传递给婴儿，此时期仍需要遵照医嘱用药。

（二）用药结局

1. 畸形　怀孕前 3 个月是胎儿组织和器官的分化时期，容易受到药物影响而导致畸形，易引起胎儿肢体、耳、骨骼畸形，如雌激素、雄激素和孕激素常引起胎儿性发育异常。如甲氨蝶呤可致胎儿颅骨和面部畸形、腭裂等。如氮芥类抗癌药可引起胎儿泌尿生殖系异常、指趾畸形等。

2. 中枢抑制或神经损伤　孕妇妊娠期服用镇静、麻醉、止痛、抗组织胺或其他中枢神经抑制药，可抑制胎儿的神经活动并改变脑的发育。如给孕妇使用麻醉剂（如乙醚、氯仿等）、镇痛药（如吗啡、哌替啶）可引起胎儿中枢神经抑制或神经系统损害，娩出的新生儿较容易出现不吃、不哭、低体温、呼吸抑制或循环衰竭等症状。

3. 溶血　妊娠后期孕妇使用双香豆素类抗凝药、大剂量的苯巴比妥或长期服用阿司匹林，可导致胎儿严重出血，甚至死胎。

4. 器官功能损害　妊娠期使用氨基糖苷类抗生素如链霉素、卡那霉素、庆大霉素等，可导致胎儿永久性耳聋或肾脏损害；妊娠后使用四环素可使出生的婴儿以后牙齿黄染、牙釉质发育不全、骨生长障碍；抗疟药氯喹可引起胎儿视神经损害、智力障碍和惊厥；长期应用氯丙嗪可使婴儿视网膜病变；抗甲状腺药如硫脲嘧啶、甲巯咪唑、碘剂，可影响胎儿的甲状腺功能，导致死胎、先天性甲状腺功能减退或胎儿甲状腺肿大，甚至压迫呼吸道引起窒息；妊娠期应用氯霉素可引起新生儿循环障碍和灰婴综合征。

三、妊娠期西药的使用

妊娠期用药应在医生的指导下，选择对胎儿无影响或影响最小的药物，尽可能减少对孕妇和胎儿的影响。需要避免使用激素类、抗癌药、安眠药、抗组胺药、咖啡因、吗啡、类固醇、利尿药、壮阳药物等。乱用药物，不仅会引起胎儿缺陷，还会导致胎儿发育迟缓、行为异常等。

（一）妊娠期用药原则

1. 禁止随意用药　孕妇不要随意使用非处方药，一切用药都应在医生指导下进行。当药物有相同或类似的效果时，应选择对胚胎、胎儿危害小的药物。

2. 结合孕周用药　非病情必需，能不用的药或暂时可停用的药物，尽量避免在妊娠早期使用。用药必须注意孕周，严格掌握剂量、持续时间。坚持合理用药，病情控制后及时停药。如果已经使用了可能致畸的药物，应根据用药量、用药时的孕周综合考虑处理方案。

3. 能单独用药，就避免联合用药。

4. 能用结论肯定的药物就避免用新药及尚未有定论的药物。勿听信"偏方、秘方"等随意用药。

5. 能用小剂量药物就避免用大剂量药物。

6. 严格掌握用药时间和药物持续时间。

7. 用药前注意阅读《药物说明书》，尽量不用"孕产妇慎用"和"孕产妇禁忌"的药。

8. 注意选择药物　可以局部用药有效的，应避免全身用药。如母亲的疾病使胎儿染病时，应选用胎儿、羊水的药物浓度与母体的药物浓度相接近的安全的药物,母子同治。

(二)药物对胎儿的危害

鉴于药品的危害性,建议在使用前做好得到专业医师或药师的指导,不要盲目购买和使用;且在使用药物时必须认真阅读药品说明书,了解妊娠期、哺乳期妇女药物风险及获益的详细相关信息,并了解药物是否泌入乳汁、是否影响婴儿等信息,充分权衡利弊后再使用。

(三)常用药物的分级

对妊娠期孕妇用药的药品安全性分级有好几种办法,常见的分级方法是将药物分为两个不同的危险度等级,一个是常用剂量等级,另一个是超常量等级。

但是相当数量的畸形是由于妊娠期用药不良所致。许多药物及其代谢产物均可成为致畸原,不过并非每个致畸原都会引起胎儿畸形。畸形不仅可表现在各组织器官的形态和结构上,也可能表现在生理功能和生化反应以及行为活动方面。

(四)危害级别药物名称

1. 抗感染药

B 级:

青霉素类

头孢菌素类

大环内酯类:红霉素、罗红霉素、阿奇霉素

氨基糖苷类:壮观霉素(大观霉素)

其他抗生素:林可霉素、克林霉素、磷霉素

硝基咪唑类:甲硝唑属 B 类,但早孕期避免使用,以局部用药为主

呋喃类:呋喃妥因

抗真菌药:克霉唑、制霉菌素

C 级:

大环内酯类:克拉霉素、螺旋霉素

氨基糖苷类:庆大霉素、阿米卡星(丁胺卡那霉素)

酰胺醇类:氯霉素

其他抗生素：万古霉素

磺胺类：复方磺胺甲噁唑（复方新诺明）

奎诺酮类：诺氟沙星（氟哌酸）、氧氟沙星、环丙沙星、左氧氟沙星

硝基咪唑类：替硝唑

呋喃类：呋喃唑酮

抗真菌药：咪康唑（达克宁）、口服的氟康唑、伊曲康唑

D级：

大环内酯类：依托红霉素（无味红霉素）

氨基糖苷类：链霉素、妥布霉素

四环素类：四环素、土霉素、多西环素

X级：

抗病毒类：利巴韦林

2. 降压镇静类

B级：硫酸镁、苯巴比妥

C级：甲基多巴、拉贝洛尔、硝苯地平、尼莫地平、利血平、硝酸甘油、硝普钠、酚妥拉明

D级：卡托普利、地西泮

3. 解热镇痛药

B级：非那西丁

C级：阿司匹林

4. 利尿剂

C级：呋塞米、甘露醇、氢氯噻嗪、氨苯蝶啶

5. 抗甲状腺和碘制剂

D级：丙硫氧嘧啶、碘化物

6. 降糖药

B级：胰岛素

D级：口服降糖药

7. 激素类

C级：地塞米松

D级：口服避孕药、可的松、合成孕激素类

X级：乙烯雌酚、米非司酮、达那唑类、氯米芬、倍地米松、妇康片

四、妊娠期中药的使用

孕妇在妊娠期使用中药一定要谨慎，不能随意用药，否则会引起流产、早产，甚至影响到胎儿发育。凡是活血化瘀、渗利、软坚散结、利水、泻下走窜、大寒、大热之品孕妇均应禁用。中药的使用需要辨识体质，最好在中医指导下使用。

（一）孕妇禁用的10类中成药

1. 清热类 具有清热解毒、泻火、祛湿等功效的中成药。如六神丸在孕早期服用可能引发胎儿畸形，孕后期服用易致儿童智力低下等后果。而含有牛黄等成分的中成药，因其攻下、泻下之力较强易致孕妇流产，如牛黄解毒丸、片仔癀、犀黄丸、败毒膏、消炎解毒丸等。

2. 祛风湿痹症类 以祛风、散寒、除湿上痛为主要功效的中成药。如虎骨木瓜丸，其中活血之牛膝有损胎儿。类似的中成药，还有大活络丸、天麻丸、华佗再造丸、伤湿祛痛膏等。而抗栓再造丸则因大黄攻下、水蛭破血故孕妇禁用。

3. 消导类 即有消食、导滞、化积作用的一类中成药。如槟榔四消丸、九制大黄丸、香砂养胃丸、大山楂丸等，都具有活血行气、攻下之效，故易致流产。

4. 泻下类 即有通泻大便，排除肠胃积滞或攻逐水饮、润肠等作用的中成药。如十枣丸、舟车丸、麻仁丸、润肠丸等，因之攻下力甚强，有损胎气。

5. 理气类 具有疏畅气机、降气行气之功效的中成药。如木香顺气丸、十香止痛丸、气滞胃痛冲剂等，因其多下气破气、行气解郁力强而被列为孕妇的禁忌药。

6. 活血止血类 即有活血祛瘀、理气通络、止血功能的中成药。如七厘散、小金丹、虎杖片、云南白药、脑血栓片、三七片等，因其祛瘀活血力过强，易致流产。

7. 开窍类 具有开窍醒脑功效的成药。如冠心合丸、苏冰

滴丸、安宫牛黄丸等因为内含麝香，辛香走窜，易损伤胎儿之气，孕妇用之恐致堕胎。

8. 驱虫类　具有驱虫、消炎、止痛功能，能够驱除肠道寄生虫的中成药，为攻伐有毒之品，易致流产、畸形等，如囊虫丸、驱虫片、化虫丸等。

9. 祛湿类　凡治疗水肿、泄泻、痰饮、黄疸、淋虫、湿滞等的中成药，如利胆排石片、胆石通、结石通等，皆具有化湿利水、通淋泄浊之功效，故孕妇不宜服用。

10. 疮疡剂　以解毒消肿、排脓、生肌为主要功能的中成药。如祛腐生肌散、疮疡膏、败毒膏等含大黄、红花、当归为活血通经之品，而百灵膏、消膏、百降丹因含有毒成分对孕妇不利。

（二）中药的使用

1. 妊娠禁忌药　麝香、蜈蚣、水蛭、芫花、甘遂、大戟、巴豆、斑蝥、虻虫、商陆、牵牛子、硫黄、雄黄、砒石、轻粉、樟脑、蟾酥、土鳖虫、三棱、莪术、牛黄、川乌、草乌、水银等。

2. 妊娠慎用药　大黄、芒硝、番泻叶、乳香、没药、益母草、桃仁、红花、牛膝、泽兰、皂角刺、王不留行、牡丹皮、滑石、瞿麦、木通、冬葵子、附子、天花粉、代赭石、天南星、半夏、苏木、凌霄花、五灵脂、蒲黄、穿山甲、槐花等。

第六节　妊娠晚期的保健

妊娠晚期，胎儿进入了一个生长快速的时期。母体子宫增大更加明显，体内各器官系统的代偿能力更接近于极点。妊娠晚期是妊娠并发症容易发生的时期，也是妊娠合并症容易加重的时期，这些都会给孕妇本身和胎儿造成危害，所以做好妊娠晚期的保健尤为重要。

一、妊娠晚期生理变化

（一）腹部增大明显

妊娠晚期，孕妇的身体变化很大，此时胎儿进入了一个生长快速的时期。子宫由非孕期的 50g 重量及 10ml 的容积，发展到 1 000g 重量及 5L 的容积。子宫逐渐增大，并接近腹前壁，将肠管排挤至腹两侧及后方，甚至升及肝脏。

（二）体重增加

孕晚期体重增加比较明显。因为胎儿正处于生长发育比较迅速的时期，加之体内各器官系统的代偿，此时体重增长平均每周增加 500g。

（三）各器官系统的相应代偿性改变

1. 血液系统　血容量自妊娠 6～8 周开始增加，至妊娠 32～34 周时达到高峰，增加 30%～45%。血浆和红细胞均增加，平均增加 1 500ml。但血浆增加的幅度大于血细胞的增加，血红蛋白、红细胞数以及血细胞比容可有轻微下降。

2. 循环系统　孕晚期循环系统变化主要是膈肌上升，心脏发生变位。即心脏向左、向上、沿长轴旋转，心尖部较非孕期移向外侧约 1cm。放射线显影心脏轮廓增大。心脏容量从妊娠早期至妊娠末期约增加 10%。心电图因心脏左移出现电轴左偏。心音图多有第一心音分裂。正常孕期血容量、孕母体重及基础代谢率增加时动脉压和血管阻力是降低的。静息状态半卧位时心输出量从妊娠 10 周即开始明显增加，而且随着妊娠的发展不断增加，至孕 32～34 周达到高峰，较非孕期增加 30%。

3. 呼吸系统　妊娠期胸廓改变主要为肋膈角增宽、肋骨向外扩展，胸廓横径及前后径加宽使周径加大。肺活量、呼吸频率无明显改变。潮气量增加约 40%，每分换气量增加约 40%。由于膈肌的上升，功能残气量减低约 20%。上呼吸道黏膜增厚，轻度充血水肿，使局部抵抗力减低，容易发生感染。

4. 泌尿系统　受孕激素影响，肾盂、输尿管扩张。肾小球滤过率增加 50%，肾血流量增加 35%。血肌酐和尿肌酐降低。由于子宫的压迫，可以出现轻度的肾盂积水。怀孕后输尿管会增长增粗，又因受孕激素的影响，管壁的平滑肌松弛，蠕动减少减弱，膨大的子宫压迫膀胱和输尿管，造成尿频、尿流不畅和尿潴留。尿潴留的尿液刺激泌尿道的黏膜，加之妊娠后尿液中的葡萄糖、氨基酸等营养物质增多，容易滋生细菌。夜间平卧后，白天潴留在下肢的水分逐渐回流至体循环，经肾脏排泄，故使得夜尿次数增加。

5. 消化系统　受大量雌激素影响，孕妇齿龈肥厚，易患齿龈炎致齿龈出血。由于激素及机械性因素，胃排空及小肠蠕动时间延迟。胆囊收缩减弱，残余体积较非孕期增加。胎儿压迫肠胃消化道，造成肠的蠕动减慢，加上卧床休息多，缺乏运动，所以更容易发生便秘。

（四）胎动

在妊娠晚期，孕晚期自测胎动非常重要。一般建议孕妇每天早、中、晚三个时段安静地计数腹中胎动，正常情况下每小时胎动 3～5 次。如果相对于自己婴儿既往的胎动情况，次数和幅度变化在 50% 以上时要提高警惕，及时就医。

（五）其他改变

1. 水肿　妊娠晚期，大部分孕妇都会伴有下肢水肿，一般在午后加重，第二天晨起明显减轻或消退。如果每周体重增加在 500g 以上，或水肿不消退，甚至延及面部均需及时就医。可伴有手指、手腕肿胀，手指发麻或疼痛。

2. 腹痛　孕后期时，随着胎儿不断长大，孕妇的腹部以及全身负担也逐渐增加。增大的子宫不断刺激肋骨下缘，可有肋骨钝痛。这属于生理性的，不需要特殊治疗，左侧卧位有利于疼痛缓解。妊娠晚期生理性宫缩渐频繁，会有腹部发紧和下腹疼痛，但强度弱，时间短，尤其是在临近分娩的时候次数可以增多。

3. 腰腿痛　受孕期激素和身体重心改变的影响，妊娠晚期孕妇可以出现腰背疼痛，如果增大的子宫压迫一侧坐骨神经，还可以出现受累侧下肢疼痛。

二、足月胎儿情况

1. 妊娠 37 周　妊娠满 37 周已进入妊娠的最后阶段，到这周末胎儿就可以称为足月儿了。这时胎儿体重 3 000g 左右，身长 51cm 左右。通常从 B 超可以推算出来胎儿体重。医生会在每周一次的体检中检查胎儿是否已经入盆,估计何时入盆,胎位是否正常且是否已经固定等。如果此时胎位尚不正常,那么胎儿自动转为头位的机会就很少了。

2. 妊娠 38 周　妊娠 38 周时胎儿体重 3 200g 左右,身长52cm 左右。很多胎儿这时头发已长得较长较多,现在胎儿身上原来覆盖着的一层细细的绒毛和大部分白色的胎脂逐渐脱落、消失,胎儿的皮肤变得光滑。这些物质及其他分泌物也被胎儿随着羊水一起吞进肚子里,形成黑色的胎便,在婴儿出生后的一两天内排出体外。

3. 妊娠 39 周　妊娠 39 周胎儿的体重 3 400g 左右。一般情况下男孩比女孩的平均体重略重一些。胎儿现在还在继续长肉,这些脂肪储备将会有助于婴儿出生后的体温调节。胎儿的身体各部分器官已基本发育完成。

4. 妊娠 40 周　妊娠 40 周大多数的胎儿都将诞生,但如果推迟两周后还没有临产迹象,需要适时终止妊娠,否则胎儿过熟也会有危险。原来的羊水是清澈透明的,现在由于胎儿身体表面绒毛和胎脂的脱落,及其他分泌物的产生,羊水变得有些浑浊,呈乳白色,胎盘的功能也从此逐渐退化。

三、营养指导

妊娠晚期胎儿体内组织、器官迅速增长,脑细胞分裂增殖加快,骨骼开始钙化,同时孕妇子宫增大、乳腺发育增快,对蛋白质、能量以及维生素和矿物质的需要明显增加。但是孕期热量的过度摄入会导致孕妇体重过度增长,产生肥胖,易产生妊娠并发症,也容易造成新生儿产伤,以及成年期肥胖、高血脂、高血糖、高血压等危险。

(一)营养要点

1. 孕晚期饮食要总量控制、少量多餐、粗细搭配、荤素搭配。不偏食,不挑食,科学合理进食。

2. 增加钙的补充。

3. 体重增加以每周 0.4～0.5kg 为宜,肥胖者体重增加以每周 200～300g 为宜。

4. 应摄取一定量的维生素、蔬菜、水果等。

5. 尽量避免油炸、熏烤、肥厚油腻、强烈刺激性的食物。

6. 吃饭时保持愉快轻松的心情、良好的精神状态，细嚼慢咽。

（二）膳食构成及食谱举例

1. 膳食构成　保证谷类、豆类、蔬菜、水果的摄入；鱼、禽、蛋、瘦肉合计每天 250g，每周至少 3 次鱼类（其中至少 1 次海产鱼类），每天 1 个鸡蛋。每周进食动物肝脏 1 次，动物血 1 次；每天饮奶至少 250ml，同时补充钙 300mg。

2. 食谱举例　早餐：肉丝鸡蛋面；零食：牛奶、杏仁或核桃；中餐：米饭、红白萝卜焖排骨、虾皮、花菇煮菜心（油菜，小白菜）、花枝片（鱿鱼）爆西蓝花、花生煲猪蹄（猪腱肉）汤；零食：苹果（或纯果汁）；晚餐：米饭、芹菜豆腐皮（千张，百叶）炒肉丝、蒜茸生菜、清蒸鲈鱼、黑豆煲生鱼（黑鱼）汤；零食：酸奶、饼干。

3. 能量补充　每天总能量达 9 623～10 460kJ 以上，每天蛋白质 85～90g，碳水化合物占总能量的 55%～65%，脂肪占 20%～25%，钙 1 200～1 500mg，磷 700mg，碘 200μg，铁 35mg，锌 16.5mg，硒 50μg，维生素 A 900μg，维生素 D 400IU，维生素 C 130mg，B 族维生素 1.5～3mg，叶酸 600μg，为满足胎儿脑发育需要可添加二十二碳六烯酸（DHA）、花生四烯酸（AA）。

四、妊娠晚期心理调适

（一）妊娠晚期心理问题产生的原因

妊娠晚期胎儿生长发育迅速，孕妇腹部膨大引起活动受限、呼吸受限、尿频、便秘等。此外，由于预产期临近，担心分娩不顺利、担心胎儿性别和健康、担心分娩后遗症、担心产后母婴无人照顾、担心经济费用等，妊娠晚期妇女的功能状态处于明显低水平，包括身体功能、社会功能及活力等，极易产生心理问题。

（二）孕妇的心理特征

妊娠晚期各种负性情绪的发生率高低依次为情绪不稳定、紧张焦虑、心悸不安、忧郁、易激惹。孕晚期认知障碍问题的发生率高低依次为生活空虚、自责、猜疑等。

（三）不良情绪对母婴的影响

孕晚期过度焦虑不但可以影响胎儿的生长发育，也会使孕期并发症的发生率增加，如妊娠高血压综合征、早产等。对自然分娩的过度恐惧，使孕妇对分娩方式做出错误的选择，剖宫产率增加，与之相伴随的并发症也增加。

（四）心理调适方法

1. 妊娠晚期应注意孕妇情绪的变化，及时给予心理咨询及心理干预。

2. 对孕妇讲解有关妊娠、分娩的知识，改善她们的认知方式，恢复自我认知能力，调动其主观能动性，保持身心的健康和谐。对于妊娠期有许多躯体症状主诉的孕妇，同时查无躯体疾病时，应警惕有抑郁情绪的可能。

3. 加强社会支持系统（家庭成员及亲友）的作用，夫妇间及时沟通，相互理解，缓解孕妇的紧张焦虑的不良情绪。

五、妊娠晚期日常生活要点

（一）衣着

衣服要宽大舒适，柔软透气。对乳房不宜束缚过紧，以免影响呼吸及限制乳房的增大。避免用紧的、窄的裤带，以免影响胎儿活动。孕晚期的腹部过度下垂，甚至发生腹直肌过度分离、悬垂腹。因此可购买孕妇托腹带，托住腹部，防止孕妇的腹部过度下垂。孕妇宜穿平底的防滑鞋。

（二）活动与休息

1. 保持居住环境空气清新，每天通风换气。不宜住在新装修的房间中。每天保证充足睡眠，以每天不少于八小时为宜。尽量避免仰卧位，多采用左侧卧位为宜，以增加子宫、胎盘的血流量，有利于胎儿生长发育。

2．妊娠晚期孕妇可以照常工作或参加一般劳动。但是剧烈运动、过度用力可造成流产或胎盘早期剥离。故应避免重体力劳动和长途旅行。外出活动应尽量避开拥挤、嘈杂的公共场合，最好随身携带记录有孕期情况的保健手册。

3．孕妇坐立要注意姿势，背要直，腰部收紧。提取东西时，不可弯腰，应压膝取物。经常变换体位、姿势，避免长时间站立。

（三）乳房卫生

在妊娠的中、晚期乳房的变化是十分明显的。由于不断增加的雌激素、孕激素、垂体催乳素及胎盘催乳素的影响，乳腺不断增大，乳头增大且着色，乳晕出现蒙氏结节并着色。很多孕妇会出现乳房胀痛、乳头痒等现象，这些都是正常现象。乳头凹陷应在产前发现时及早给予纠正。内衣不宜太松或过紧，选择透气性好、穿着舒适的、胸围可调节的内衣。

（四）排泄护理

在妊娠期间孕妇子宫逐渐增大，压迫膀胱及直肠，造成尿频、尿急及便秘。孕妇要及时排空膀胱，白天多喝水、多排尿，晚饭后尽量减少喝水。如果出现尿疼、尿道口烧灼感或腰痛、发热，要及时就医。为了防止便秘，要养成每天固定时间上厕所的习惯。应多吃纤维丰富的蔬菜和含多种矿物质、水、维生素多的水果等。不要乱吃泻药，以免造成流产。

（五）清洁卫生

妊娠期汗腺及皮脂腺分泌旺盛，因而孕妇要勤洗澡，勤换衣，以沐浴为宜，避免盆浴时脏水进入阴道引起感染。妊娠后阴道白带增多，每天应用温水清洗外阴，并经常更换内裤。

孕妇尽量少化妆或不化妆，避免烫发、染发、涂指甲油。每天用软毛牙刷早晚刷牙，餐后漱口。

（六）性生活

妊娠晚期，应避免性生活，以防造成早产和感染。

（七）预防疾病

1．应尽量避免放射线照射及口服放射性药物，以免引起胎儿死亡和发生畸形。

2．应避免急性感染，如风疹、腮腺炎、流行性感冒、梅毒等，因其可能导致胎儿畸形、智力低下、先天性心脏病等。

3．预防化学物质中毒，如汞、苯类慢性中毒。慎重用药。

4．防治慢性传染病，如肝炎、结核病、子宫内感染、泌尿系感染等。

5．要注意避免烟酒。

六、妊娠晚期检查

妊娠期可根据夫妇健康状况、遗传史、家族史等估计本次妊娠胎儿患病的可能性。通过胎盘功能测定、羊水检查或超声检查等进行诊断。如有异常应及早治疗或终止妊娠。

（一）定期做超声检查

了解胎儿发育和胎盘、羊水情况。

（二）自我监测胎动

胎动是胎儿在母体内安危的重要标志，孕 30 周开始白天晚上 6～10 点之间数胎动 1 小时，每小时胎动次数≥3 次为正常。若每小时胎动次数<3 次或胎动数比平时减少一半，以及胎动突然频繁，应及时就医。

（三）产检时间

1．孕 28～36 周每两周 1 次产前检查。

2．孕 36 周后每周 1 次产前检查。

3．如有下列症状，需立即就医　不能消除的严重头痛；出现视力模糊；严重而持续的胃痛；阴道出血；严重、频繁的呕吐；体温 38℃以上。

七、待产

（一）物品准备

在临近预产期 4～5 周时要将住院所需物品集中装好。

1．母亲物品清单　分娩时宽松的睡衣，分娩后的喂奶衫，软底拖鞋,适合哺乳的乳罩和乳房护垫,梳子、束发带、牙刷、牙膏、水杯和吸管、餐具,各种毛巾和纸巾、卫生护垫,手机、医保卡和住院押金,孕期保健手册,出院时所穿的衣物。

2.婴儿物品清单 婴儿褓褓、纸尿裤或尿布、衣服、纸巾,根据季节温度携带小被子或毯子,婴儿的洗涤用品如浴液、爽身粉、润肤露、浴巾等。必要时带奶瓶、奶粉。

(二)婴儿名字准备

为使婴儿生后及时填写出生证明,最好在分娩前拟定好男孩子和女孩子的名字。

(三)确定分娩医院

确定了分娩的医院后,核实去医院的路线和方式,事先准备好交通工具。如遇紧急情况可拨打急救电话。

拓展阅读

特殊情况/异常分娩的应对

(一)胎儿宫内生长受限

足月分娩胎儿出生体重<2 500g或体重低于同孕周平均胎儿体重的第10百分位数或低于平均体重的两个标准差,在宫内诊断为胎儿生长受限。

在宫内诊断为胎儿生长受限的新生儿出生后均称为小于胎龄儿。胎儿会有各器官细胞数减少或细胞体积小,脑重量低,神经功能不全,常伴有脑神经功能障碍,出生后易出现低血糖。因围生期缺氧,常有神经损伤。通常B超可辅助诊断。应定期孕期检查,科学、合理的膳食,改变不良饮食习惯,针对病因治疗,左侧卧位、吸氧,监测胎盘功能,适时终止妊娠。

(二)巨大儿

出生体重达到或超过4 000g的胎儿,为巨大儿。巨大儿发生难产、手术产机会增加;出生后发生低血糖、低钙抽搐、高胆红素血症的机会增加。发生的原因为:父母双方身材高大，有遗传可能性；经产妇常因胎次增加，胎儿体重也相应增加；孕妇患有糖尿病，或糖代谢异常；部分过期妊娠的胎儿，由于胎盘功能旺盛，常导致发生巨大胎儿。孕期要科学营养膳食，控制体重增加，定期产前检查，监测子宫底高度，减少巨大儿的发生。

（三）胎儿窘迫

胎儿在子宫内有缺氧征象危及胎儿健康和生命者为胎儿窘迫，它是一种综合症状，可发生在临产过程，也可发生在妊娠后期。应积极防治妊娠期并发症，如心脏病、贫血、妊娠高血压疾病、肺结核等。妊娠晚期，如果经医生检查后确定为臀位、横位等，孕妇不可自行纠正胎位，必须在医生的指导下纠正胎位，避免发生脐带缠绕、脐带打结的危险。孕妇应遵照医嘱注意休息，防止胎膜早破、脐带脱垂。孕妇应自数胎动，定期产检和胎心率监测。及时处理过期妊娠。出现异常尽快去医院结束妊娠。

（四）多胎妊娠

一次怀孕两个或两个以上胎儿为多胎妊娠。可以分为：单卵双胎（占 1/3）和双卵双胎（占 2/3）两种。多胎妊娠孕期及分娩期常易发生的并发症有：贫血、早产、前置胎盘、妊高征、羊水过多、胎膜早破、胎盘早剥、产后出血、难产；胎儿生长受限、胎儿宫内窘迫、新生儿窒息、早产儿、低体重儿、围生儿死亡率增高。孕期必须定期产前检查，注意孕期营养，避免劳累，积极防治多胎妊娠并发症。

（五）早产

早产指妊娠满 28 周但不足 37 周间的分娩者。症状一般为阴道血性分泌物、子宫敏感或有规律宫缩。33 周前的早产儿，生活能力低下，死亡率高，远期智力发育低下儿发生率高。早产原因一般为：

1. 生殖道的感染　微生物内毒素作用于蜕膜、绒毛膜产生细胞因子产生前列腺素刺激胎膜早破，引起宫缩导致早产。

2. 子宫发育异常　双子宫、双角子宫、纵隔子宫、子宫肌瘤，子宫内口松弛。

3. 医源性早产（疾病原因提前终止妊娠）　孕妇合并内外科疾病、胎儿异常、胎儿窘迫。

4. 不良刺激　孕妇精神刺激，不良习惯（吸烟、饮酒、吸毒等）。

5. 胎儿胎盘因素　前置胎盘、胎盘早剥、多胎、巨大胎儿、羊水过多等。

所以要积极治疗阴道炎症，积极治疗内外科合并症，妊娠晚期防止劳累、防止过度紧张，出现频繁宫缩，阴道出血或流水，及早就医。

（六）过期妊娠

平素月经周期正常，妊娠满 42 周及超过者为过期妊娠。过期妊娠可使胎儿过熟，颅骨过硬，分娩时，胎头可塑性差，发生难产、手术产机会增加；由于胎盘功能减退，常使胎儿发生宫内窘迫，新生儿出生窒息率高，围生儿死亡率明显增加。要定期产前检查。预产期过后，应加强对胎儿宫内安危的监护（数胎动、定期进行胎儿电子监护、B 超监测胎盘及羊水变化）。对于妊娠超过 42 周者，应该首先核对妊娠周数（可以根据早孕反应、胎动出现的时间；应用 B 超核实孕龄更可靠），适时终止妊娠。

（七）产前出血

妊娠晚期出现阴道出血同月经量或腹部胀痛，为产前出血应及时就诊。常会有痛或无痛性反复出血。容易导致早产、胎儿窘迫、死胎、产后出血，软产道损伤、合并弥散性血管内凝血、肾衰竭等。最常见的是前置胎盘和胎盘早剥，是造成我国孕产妇死亡的主要原因之一。在膀胱充盈下 B 超辅助诊断病史、体征、B 超辅助诊断。避免多次刮宫、引产，孕期积极防治妊娠高血压综合征，防止可预防外伤。

（八）胎盘异常

正常胎盘附着于子宫体部的后壁、前壁或侧壁。若胎盘附着于子宫下段，甚至胎盘下缘达到或覆盖子宫颈内口处，其位置低于胎儿先露部，称为前置胎盘。前置胎盘是妊娠晚期出血的主要原因之一，是妊娠期的严重并发症，需要绝对卧床休息，处理不当能危及母婴生命安全。胎盘异常还有巨大胎盘、膜状胎盘、副胎盘、轮廓胎盘、胎盘炎性变化、胎盘梗死及胎盘血管瘤等。根据胎盘异常的原因，定期做好产前检查，避免劳累，有胎动异常及时做胎心率监测或B超。

（九）胎膜早破

孕妇未足月或未进入产程前有或没有原因引起突然阴道排液，排液通常为持续性，持续时间不等，也有间歇性排液。所流出的液体通常稀薄如水，可能混有胎粪或胎脂。导致胎膜早破的原因很多，往往是多因素相互作用的结果，包括：感染、胎膜发育不良、子宫颈功能不全、子宫腔内压力异常或创伤和机械性刺激等。出现胎膜早破后要平卧，抬高臀部，保持会阴清洁，积极预防感染，尽快送往医院进行检查。胎膜早破的预防：在妊娠中晚期不进行剧烈活动，不提重物，妊娠晚期禁止性生活。

（十）妊娠高血压

妊娠高血压主要表现为血压升高、双下肢水肿及不同程度的蛋白尿等。有的会有视网膜病变。该疾病会造成孕妇和胎儿的危险，如胎盘早剥、胎儿宫内发育迟缓、流产和死胎等。妊娠晚期应该注意避免劳累和情绪激动，定期做好产前检查，尤其是做好血压的监测。血压控制不理想时应尽快入院治疗，以避免先兆子痫和子痫的发生。在饮食方面注意要低盐饮食，高蛋白质、富含钙和钾的食物。

（十一）妊娠合并心脏病

妊娠合并心脏病是产科严重的合并症，是孕产妇死亡的主要原因。由于妊娠、子宫增大、血容量增多加重了心脏负担，分娩时子宫及全身骨骼肌收缩使大量血液涌向心脏，产后循环血量的增加，均易使有病变的心脏发生心力衰竭。由于长期慢性缺氧，容易导致胎儿子宫内发育不良和胎儿窘迫。临床上以妊娠合并风湿性心脏病多见，也有先天性、妊娠高血压综合征心脏病、围生期心肌病、贫血性心脏病等。原有心脏病的孕妇应进行检查，确定是否可以妊娠。在妊娠晚期必须监测心脏功能，妊娠 32~34 周及分娩后 3 天是心脏负担最重的时候，要积极预防心脏衰竭。限制体力活动。增加休息时间，保证睡眠时间，尽量取左侧卧位以增加心搏出量及保持回心血量的稳定。建议高蛋白、少脂肪、高维生素饮食。限制钠盐摄入，每日食盐 3~5g 以防水肿。合理营养，控制体重的增加速度，使每周不超过 0.5kg，整个孕期不超过 10kg。消除损害心功能的各种因素，如贫血、低蛋白血症、感染、妊娠高血压。

（十二）妊娠合并糖尿病

孕妇吃得多且精，而活动少，肥胖是妊娠期糖尿病的重要原因。妊娠合并糖尿病的典型症状：三多一少（多饮、多食、多尿和体重减轻）。妊娠期间还可以出现外阴瘙痒及外阴念珠菌感染。妊娠合并糖尿病容易并发妊娠期高血压疾病、早产、巨大胎儿、羊水过多及糖尿病急症如糖尿病酮症酸中毒、糖尿病非酮症高渗性昏迷、糖尿病乳酸性酸中毒、酒精性酮症酸中毒和糖尿病低血糖等。妊娠合并糖尿病包括糖尿病患者妊娠（即糖尿病合并妊娠），以及妊娠期糖尿病。在孕早期制定包括精神、饮食、运动和胰岛素等治疗措施组成的综合治疗方案可降低或避免糖尿病的发生。饮食应该注意忌食甜食和高淀粉类及动物性脂肪。改正不正确的生活习惯，避免孕期体重过快增长。

（十三）妊娠合并贫血

妊娠合并缺铁性贫血的早期或轻症孕妇常无特殊症

状，仅有疲倦、乏力、脱发、指甲异常、舌炎等，铁储备下降，而血红蛋白及红细胞可正常。贫血严重时可有典型症状，如面色苍白、水肿、乏力、头晕耳鸣、心慌气短、食欲缺乏、腹胀腹泻，甚或伴有腹水等。产出的新生儿因铁的储备不足日后易发生贫血，故应该积极预防和治疗。妊娠期贫血可以预防，应该注意饮食多样化。从怀孕12～16周开始到哺乳期应补充铁剂，同时补充维生素C利于吸收。

（十四）妊娠合并甲状腺疾病

1. 妊娠合并甲状腺功能减退症易发生流产，死胎，低体重儿，胎儿子宫内发育停滞。一旦明确诊断孕妇合并甲状腺功能减退症，应立即予以治疗，要求在妊娠全过程维持正常的甲状腺激素水平。在怀孕前即予以治疗，达到正常甲状腺激素水平后才怀孕。妊娠后仍须严密观察，妊娠期给予营养指导，注意胎儿宫内发育迟缓的发生及治疗。

2. 妊娠合并甲状腺功能亢进绝大多数为Grave病，其他包括毒性甲状腺肿及少见的亚急性甲状腺炎、毒性单一腺瘤等。此外还有甲状腺疾病治疗不当，甲状腺素应用过量造成的医源性甲状腺功能亢进症。孕期定期检查与随访，注意胎儿子宫内生长速度，积极控制妊娠高血压综合征。

八、分娩方式的选择

（一）分娩方式选择的意义

任何一次分娩，胎儿不管以哪种方式娩出，母婴都有一定的危险。现代医学也只能将这种危险降到最低。剖宫产是处理难产的一种手术产，只有在分娩发生障碍，或母体不能阴道分娩或胎儿在子宫内有危险，或不能耐受阴道分娩的挤压而采取的一种最快捷有效的方法。剖宫产不能代替阴道自然分娩和阴道产钳助产，也不是保护胎儿最聪明的分娩方式。不能用它代替自然生理的阴道分娩。

（二）分娩方式的对比

1. 分娩过程中胎儿不是一个被动的排出物，而是一个适应的个体。胎儿经过阴道分娩，宫缩的挤压，胎肺内液体 1/3～2/3 被挤出，为出生后来到充满空气的世界，做好了呼吸的准备。而选择性剖宫产（未经宫缩试产的），肺内充满了液体，出生后湿肺发生率明显高于阴道分娩（8% vs 1%）。通气不良，可以发生新生儿窒息、缺氧。

2. 阴道分娩的过程中，胎儿受到宫缩、产道适度的物理张力改变，身体、胸腹、胎头有节奏的被挤压，这种刺激信息，由外周传入中枢神经系统，形成有效的组合和反馈处理，使胎儿以最佳的姿势、最小的径线、最小的阻力顺应骨盆轴的曲线，完成正常分娩。胎儿通过产道的动作，即为"感觉统和"，出生时新生儿即具有初级脑功能成熟。剖宫产，是一种干预性的分娩，没有胎儿主动的参与，而是被动的从子宫腔内迅速取出。失去阴道分娩的"感觉统和"的训练刺激，缺乏初级脑成熟的刺激，大脑对外界环境的感觉刺激信息不能在中枢神经系统进行有效的组合，则整个身体不能和谐有效的运作，主要是前庭信息处理不良，即称为"感觉统和失调"，表现为多动，定位性差，学习困难，精力不集中，动作不协调，阅读、划线、打球有困难等。

3. 世界卫生组织提出"爱母行动"，其中包括降低剖宫产率。因为剖宫产手术对母亲伤害比阴道分娩要大。表现为手术中麻醉的危险、术中的损伤、腹壁伤口的愈合不良，术后子宫周围的粘连、慢性腹痛、贫血、伤口疼痛、子宫瘢痕等。

4. 对孕妇的指导，定期产前检查，接受孕期健康教育。科学、合理的膳食，控制孕期体重增加不要超过 12.5～15kg。胎儿体重控制在 3.5kg 以内，从而降低难产的发生率。正确认识自然分娩的意义，积极配合医生，做好自然分娩的心理准备。

第三章　产褥期保健知识与方法

　　月子，医学上指的是产褥期，是指胎儿、胎盘娩出后至产妇的全身器官除乳房外均恢复至没有怀孕时状态所需要的一段时间。在正常的妊娠过程中，胎儿以及胎盘娩出以后，子宫就要有所恢复，胎盘剥离的创面完全愈合大概需要 6 周的时间，因此产褥期为产后的 6 周，也就是产后 42 天。简单地说，从胎儿娩出以后到产后的 6 周这个时间称为产褥期，民间俗称"月子"。

　　坐月子，是中华养生文化重要内容之一。这是产后母亲整个身心得到综合调养和恢复的一个过程。如果在月子期生殖系统、内分泌系统、心理等没有及时、科学的调养与修复，会留下一系列严重的后遗症。

　　怀孕期准母亲们为了适应胎儿的发育以及分娩进行了充分的准备。由于担负着胎儿生长发育所需要的营养，母体的各个系统都会发生一系列的适应变化。如子宫的肌细胞会肥大、增殖、变长，心脏的负担会增大，肺脏负担也随之加重，妊娠期肾脏也略有增大，输尿管增粗，肌张力减低，蠕动减弱。此外，胃肠、内分泌、骨、关节、韧带、皮肤等均会发生相应改变。待婴儿娩出后，母体器官又将恢复到产前的状态。如子宫、会阴、阴道的创口会愈合，子宫缩小，膈肌下降，心脏复原，松弛的皮肤会恢复正常等。这些形态、位置和功能能否复原，则取决于产妇在坐月子时的调养保健。若养护得当，则恢复较快；若调养失宜，则恢复较慢。"坐月子"这一段时间也是产妇的"多事之秋"，产褥感染、乳腺炎、子宫脱垂、附件炎等多种影响产妇健康的疾病主要集中在这段时间内发生。同时各方面压力的逐渐增多，产后焦虑也是逐渐被关注的焦点，如得不到及时的纠正，有可能导致精神疾病的产生。

总之，产褥期是全身多系统包括体形、腹壁等逐渐复原的时期，也是随着婴儿的降临产妇和家庭其他成员在心理、情绪方面以及对家庭责任逐步加大的适应过程。所以说产褥期是产妇身体和心理恢复的一个关键时期。科学的"坐月子"，是关乎女性一生身心健康的一个关键的时期。在这一时期里的产妇，宜选择适宜的月子会所，接受专业人士的照顾，或者由家人、月嫂精心陪护、照料，以静养、休息为主，对帮助产妇平稳度过产褥期十分重要。

第一节　产褥期母体生理变化

一、生殖系统的变化

（一）子宫

子宫是产褥期中变化最大的器官。妊娠的子宫自胎盘娩出后逐渐恢复至未孕状态的过程称子宫复旧。子宫复旧包括子宫体肌纤维的缩复、子宫内膜再生、子宫颈复原和子宫下段的变化。

1. 子宫体肌纤维的缩复　胎盘及胎膜娩出后，子宫肌纤维不断缩复，子宫体逐渐缩小：①大约在产后 1 周，子宫的大小可缩小至妊娠 12 周左右大小；②产后 10 天，保健医生在进行腹部检查时，就摸不到子宫底了；③产后 6 周子宫即可恢复至非妊娠期大小，同时妊娠期子宫潴留的大部分水分和电解质会随之消失，表现为子宫的重量逐渐减轻，分娩后子宫大约重 1 000g，产后 1 周后减少至 500g 左右，产后 2 周约 300g，产后 6 周时则恢复至未怀孕状态的 50g 左右。

2. 子宫内膜的修复　随着胎盘、胎膜娩出后，遗留的蜕膜分为两层，外层发生退行性变，坏死、脱落，随恶露自阴道排出；深层迅速增生，形成新的子宫内膜；这一过程约需 3 周。但胎盘附着处子宫内膜全部修复的时间大约需要 6 周。

3.子宫颈的复原　分娩后的子宫颈松软,壁薄,形成皱襞,子宫颈外口呈袖口状,产后 1 周,子宫颈外形及子宫颈内口恢复至未孕状态;产后 4 周,子宫颈完全恢复至正常形态。由于子宫颈两侧分娩时发生轻度裂伤,使初产妇的子宫颈外口由产前的圆形变为产后的"一"字形横裂。

4.子宫血管变化　产后子宫血供减少,子宫壁间的血管与静脉窦随子宫肌肉的收缩和缩复而被压缩变窄,最终闭塞,使胎盘附着部得以有效止血并形成血栓,最后机化。

(二)阴道及外阴

分娩后,阴道壁松弛,肌张力低下,黏膜皱襞因为过度伸展而减少甚至消失。在产褥期阴道腔逐渐缩小,阴道壁肌张力逐渐恢复,黏膜皱襞大约在产后 3 周重新出现。但是产后的阴道的紧张度不能完全恢复至未孕状态。

分娩后的外阴轻度水肿,2～3 天可自行消退。如会阴部有轻度撕裂或会阴切口缝合术后,均在产后 3～5 天愈合。处女膜因在分娩时撕裂形成痕迹,称处女膜痕,是经产妇的重要标志。

(三)盆底组织

盆底肌及其筋膜在分娩时过度扩张致弹性减弱,且常伴肌纤维部分断裂。如无严重损伤,产后一周内水肿和淤血迅速消失,组织的张力逐渐恢复。如产后能坚持做产妇健身操,盆底肌的恢复有可能接近未孕状态。如盆底肌及其筋膜发生严重断裂,又未能及时修复,或在产褥期过早进行体力劳动或剧烈运动,可导致阴道壁脱垂,甚至子宫脱垂。

二、乳房

(一)乳房的变化

产褥期乳房的主要变化是泌乳。妊娠期在雌激素的刺激下乳腺管发育,在孕激素的刺激下乳腺腺泡发育;同时,垂体催乳素、胎盘催乳素、甲状腺素、皮质醇和胰岛素均参与或促进乳腺生长发育及乳汁的产生和泌乳。分娩后,雌激素、孕激素水平急剧下降,体内呈低雌激素、高催乳素水平,乳汁开始分泌。以后的乳汁分泌则依赖于哺乳时婴儿的吸吮刺激。当婴儿吸吮乳头时，由乳头传来的感觉信号经传入神经纤维抵达下丘脑，通过抑制下丘脑多巴胺及其他催乳激素抑制因子，使垂体泌乳激素呈脉冲式释放，促进乳汁分泌。同时，吸吮动作反射性地引起脑神经垂体释放缩宫素。缩宫素使乳腺腺泡周围的肌上皮收缩，使乳汁从腺泡、小导管进入输乳导管和乳窦而喷出乳汁，此过程又称为喷乳反射。因此，吸吮是保持乳腺不断泌乳的关键，不断排空乳房，也是维持泌乳的重要条件。乳汁的分泌还与产妇营养、睡眠、情绪和健康状况等密切相关，因此在产褥期必须要保证产妇的休息、睡眠、营养、避免精神刺激。

（二）乳房胀痛及乳头皲裂

产后 1～3 天如没有及时哺乳或排空乳房，产妇可出现乳房胀痛。哺乳产妇尤其是初产妇在最初几天哺乳后容易产生乳头皲裂。

（三）母乳喂养

母乳喂养对母婴均有益处。

1. 哺乳有利于产后生殖器官及有关器官组织得以更快恢复。

2. 母乳含有丰富的营养物质，尤其是初乳中含有大量的抗体，为新生儿抵抗疾病的"保护伞"。

产后 7 天内所分泌的乳汁称初乳。质稠、呈淡黄色，包含有 β- 胡萝卜素等有形物质；较高的蛋白质，其中免疫球蛋白 G（IgG）及分泌性免疫球蛋白 A（IgA）丰富；脂肪和乳糖的含量相对较少，易于消化，是新生儿早期的天然食物。产后 3 天每次哺乳可吸出初乳 2～20ml，产后 7～14 天所分泌的乳汁为过渡乳，蛋白质的量逐渐减少，脂肪、乳糖含量逐渐增加；产后 14 天以后所分泌的乳汁为成熟乳，呈白色，蛋白质的含量 2%～3%、脂肪 4%、糖类 8%～9%、无机盐 0.4%～0.5%、还有维生素等。初乳和成熟乳中均含有大量的免疫抗体，特别是 IgA 可以保护新生儿的胃肠系统。因此母乳喂养对新生儿至关重要。

由于大多数药物均可以通过母体血液进入乳汁，所以在哺乳期用药时，要特别重视药物对婴儿的影响。

三、血液循环系统

产后红细胞、血红蛋白和白细胞的数量均会增高，其中白细胞总数可达$(15\sim30)\times10^9$/L，中性粒细胞和血小板数也增多，淋巴细胞的比例下降，一般于产后 1～2 周恢复至正常水平。红细胞沉降率于产后 3～4 周降至正常。

妊娠期增加的血容量于产后 2～3 周恢复至未孕状态。在产后 3 天内，因子宫收缩及胎盘循环的停止，大量血液从子宫流入体循环，同时妊娠期过多的组织间液回吸收，使体循环血容量增加 15％～25％，特别是产后 24 小时，使心脏的负担加重，应高度预防心脏衰竭的发生。

产后一段时间内，产妇的血液仍处于高凝状态，这有利于胎盘剥离创面形成血栓而减少产后出血。纤维蛋白原、凝血活酶、凝血酶原于产后 2～3 周内降至正常。

四、消化系统

妊娠期胃肠肌张力及蠕动减弱，胃液分泌减少，尤其是胃液中的盐酸分泌减少，产后需 1～2 周恢复正常。

产妇在分娩时由于能量消耗大以及体液的大量流失，在产后 1～2 天内常有口渴的感觉，喜欢进流食或半流食，以后会逐渐好转。

产褥期由于产妇的活动量减少，卧床时间长，肠蠕动功能会减弱，加之腹肌和盆底肌肉松弛，容易导致便秘或肠胀气的发生。

五、泌尿系统

妊娠期体内潴留的过多水分在产褥早期主要由肾脏排出，故产后最初 1 周产妇的尿量增多。妊娠期肾盂及输尿管生理性的扩张一般在产后 2～8 周恢复。在分娩过程中由于膀胱受压导致黏膜水肿、充血、肌张力降低，会阴部伤口疼痛或不习惯卧床排尿等原因，部分产妇在产后会发生尿潴留。

六、内分泌系统

妊娠期腺垂体、甲状腺及肾上腺增大,功能增强,导致一系列内分泌的改变,在产褥期则逐渐恢复未孕状态。产后雌激素和孕激素水平会急剧下降,至产后 1 周就可以降至未孕水平。胎盘催乳素在产后 6 小时就测不出。垂体催乳素则因哺乳在数天内降至 $60\mu g/L$,但仍高于未孕状态;不哺乳者在产后 2 周降至未孕状态。

产褥期恢复排卵的时间与月经复潮的时间受哺乳的影响且因人而异。不哺乳者通常在产后 6~10 周月经复潮,产后 10 周左右恢复排卵。哺乳的产妇月经复潮会延迟,一般在产后 4~6 个月恢复排卵,有的产妇在哺乳期间月经一直不来潮;产后较晚月经复潮者,往往首次月经来潮前多有排卵,故哺乳的产妇月经虽未复潮,却有受孕的可能。

七、腹壁的变化

腹壁皮肤受妊娠子宫增大的影响,部分弹力纤维断裂,腹直肌呈不同程度分离,导致产后腹壁明显松弛,需 6~8 周的恢复时间。妊娠期出现的下腹正中线色素沉着,在产褥期则会逐渐消退。初产妇腹部紫红色的妊娠纹会逐渐变为白色,但不能消退。

第二节 产褥期常见症状与处理

产褥期是产妇全身器官恢复至未孕状态的关键时期。一般情况下,产妇会出现以下表现。

一、产褥期常见症状及处理

(一)生命体征的表现

大多数产妇产后的体温、脉搏、呼吸、血压均在正常范围。

1.体温 部分产妇由于在分娩过程中过度疲劳、产程延长或产伤较重等情况,体温在产后 24 小时内可稍升高,但不超过 38℃。产后 3~4 天因乳房血管、淋巴管等极度充盈,乳房胀大明显,可有 37.8~39℃的发热,被称为泌乳热,一般持续 4~16 小时后可自行恢复正常,不属于病态反应。

主要处理:

(1)产后体温升高要特别注意是否有产褥感染的发生。

(2)哺乳的产妇不可擅自使用抗生素等药物。可以适当地增加饮水量,增加排尿;用温湿热毛巾擦拭颈部两侧、肘部、腋下、腹股沟、腘窝等大血管处,尽量选用物理降温的手段进行处理。

(3)由于产后发热与诸多因素有关,当物理降温效果不佳时,建议到正规医院接受正规诊治。与产后发热有关的原因主要有四点。①呼吸系统感染:如细菌、病毒、支原体感染等;②泌尿系统等感染;③乳腺炎:表现为持续高热,体温常超过 39℃;④药物热:如使用青霉素、头孢等过程中可能会出现中低度热,一般停药后体温可恢复正常。

2. 脉搏、呼吸、血压 产妇的脉搏略缓慢,为 50~60 次/min,于产后一周恢复正常,与副交感神经兴奋有关。由于产后腹压降低,膈肌下降,产妇的呼吸以腹式呼吸为主,呼吸深慢,为 14~16 次/min。血压在产褥期无明显变化,如为妊娠高血压综合征产妇,其血压在产后变化较大。

(二)产后宫缩痛

产后宫缩痛是指产褥早期因子宫收缩引起的下腹部阵发性剧烈疼痛。一般在产后 1~2 天出现,持续 2~3 天后自然消失。经产妇的产后宫缩痛比初产妇多见;哺乳者比不哺乳者表现明显,因为哺乳时反射性的子宫收缩可使疼痛加重。

主要处理:产妇大多可以耐受,故不需要用药或行特殊处理。

(三)恶露

产后子宫蜕膜脱落,含有血液、坏死的蜕膜组织经阴道排出的液体称恶露。正常恶露分为 3 种(表 3-1)。

表 3-1　正常恶露的分类

	持续时间	颜色	内容物
血性恶露	产后最初 3d	红色	大量血液，少量胎膜及坏死蜕膜组织
浆液恶露	产后 4～14d	淡红色	少量血液，较多的坏死蜕膜组织、子宫颈黏液、细菌
白色恶露	产后 14d 以后	白色	大量白细胞、坏死蜕膜组织、表皮细胞及细菌

主要处理：

1．每天在同一时间评估子宫复旧的情况与恶露。

2．如恶露有异味，常常提示有感染，建议到医院接受诊治。

（四）会阴伤口疼痛或水肿

由于分娩时会阴撕裂或会阴侧切缝合后引起。一般在产后的 3 天内可出现切口处水肿、疼痛，活动时有疼痛，切口拆线后症状则自然消失。

主要处理：

1．会阴伤口的观察　应每天观察伤口周围有无渗血、血肿、红肿、硬结、分泌物等。

2．建议产妇尽量向会阴伤口的对侧侧卧，以减轻疼痛。

3．用 0.05% 聚维酮碘液或 2‰ 苯扎溴铵棉球擦洗外阴。擦洗的要求是从上向下，从内向外，会阴切口处单独擦拭；接触肛门的棉球和镊子要与擦拭外阴的分开使用。大便后，用温开水清洗会阴，以保持清洁。

4．切口拆线后，如局部疼痛水肿症状消失，不建议继续使用 0.05% 聚维酮碘液或 2‰ 苯扎溴铵棉球，改用温开水做局部清洁即可。

（五）食欲缺乏

妊娠后期由于胃液分泌减少，胃肠肌张力降低，蠕动减弱，加之产时过度疲劳，产后产妇往往表现食欲缺乏，一般 10 天左右恢复，也有产妇因产程中进食少，产后腹腔压力降低，产后出现饥饿感，食欲增加。

主要处理:

评估产妇的需求,合理搭配食材,注意蛋白质的补充;在食欲缺乏时可以以流质、半流质等清淡、多汤汁饮食为主。

(六)排泄方面的表现

1. 褥汗 产褥早期,也就是产后一周内,产妇潴留的水分会通过皮肤大量排泄,表现为大量出汗,尤其是睡眠和初醒时明显,表现为满头大汗,不属于病态。

2. 排尿增多和排尿困难 产后2~3天内,产妇往往表现为多尿,主要是由于机体要排出妊娠时潴留的水分,但分娩过程中因膀胱受压,黏膜水肿、充血,肌张力降低,加之会阴切口疼痛,产妇易在产后发生排尿困难,特别是产后的第一次小便。

3. 便秘 产褥期由于产妇卧床时间长、活动少、肠蠕动减弱,腹直肌及盆底肌松弛,常发生便秘。

主要处理:

(1)注意水分的补充,同时也可以预防便秘的发生。

(2)一旦发生便秘时,可在保健医生的指导下,酌情使用缓泻剂或使用开塞露灌肠。

(3)对有痔核肿痛的产妇,可用温开水洗净局部后涂痔疮膏。

(七)乳房胀痛或乳头皲裂

如果产后1~3天没有及时哺乳,也没有及时排空乳房,产妇可出现乳房胀痛,触摸乳房时有坚硬感,且胀痛加重。哺乳的产妇尤其是初产妇在最初几天哺乳后容易产生乳头皲裂,大多是由于产前乳头准备不足或产后哺乳姿势不当所引起。乳头皲裂主要表现为乳头红、裂开、有时有出血,哺乳时疼痛。

主要处理:

1. 乳房胀痛

(1)乳房胀痛时可在哺乳前用热毛巾热敷乳房来促进乳腺管畅通,在两次哺乳间冷敷乳房以减轻局部充血。

(2)按摩乳房:每次哺乳前从乳房边缘向乳头中心按摩。

(3)佩戴乳罩:可减轻乳房充盈时的沉重感。

（4）服用药物：如散结通乳的中药等。

2. 乳头皲裂

（1）轻者可以继续哺乳。

（2）哺乳前用热毛巾热敷乳房 3～5 分钟，沿乳腺管向乳头方向挤出少量乳汁使乳晕变软；哺乳时使婴儿含吮住乳头和大部分乳晕；哺乳后，再挤出少量乳汁涂抹在乳头和乳晕上。这是因为乳汁中含有丰富的蛋白质，且具有抑菌作用，能起到快速修复表皮的作用。

（3）增加哺乳次数，缩短每次哺乳的时间。

（4）皲裂严重有明显疼痛感时，可用吸奶器将乳汁吸出后给新生儿喂哺；在皲裂处涂抹抗生素软膏，在下一次哺乳时务必清洗干净方可哺乳。

（八）乳腺炎

产妇乳房出现红、肿、热、痛，有时可摸到结节，触之疼痛，提示有乳腺炎的发生。部分产妇可伴有高热。

主要处理：

1. 轻度乳腺炎　在哺乳前用热毛巾热敷乳房 3～5 分钟，并按摩乳房。

哺乳时先喂患侧乳房，尽量充分吸空乳汁；同时增加哺乳次数，建议每次哺乳在 20 分钟左右。哺乳后充分休息，清淡饮食。

2. 较为严重的乳腺炎　建议立即到医院接受治疗。

（九）产后疲乏

由于产程中过度用力、产后接受医务人员的频繁观察、哺乳及照顾新生儿等导致睡眠不足，部分产妇在产后的最初几天感到疲乏，表现为精神不振，自理能力降低及不愿亲近新生儿。

主要处理：

1. 疲乏感严重时，可调整作息时间，减少亲朋好友的探望。保证产妇休息。

2. 充分睡眠的间歇期进行哺乳，增加亲子关系，激发母爱的产生。

3. 鼓励产妇适当活动，有助于调整精神状态。

（十）产后压抑

指产妇在产后 2～3 天内发生的轻度或中度的情绪反应。表现为易哭、易激惹、忧虑、不安，有时喜怒无常，一般在 2～3 天后自然消失，有时可持续至产后 10 天。产后压抑的发生与产妇体内的雌孕激素水平急剧下降、产后心理压力增大及疲劳有关。

主要处理：

1. 鼓励产妇的家人，尤其是丈夫增加对产妇的关心，表达与产妇共同承担分娩过程中的焦虑与紧张。

2. 夫妇两人共同学习新生儿的护理，一起完成新生婴儿的照护。

3. 在产妇出现消极情绪、哭泣时，家人和照顾者要主动陪伴在产妇身边，耐心倾听并给予开导。

4. 提高专业的育婴照顾技能，让产妇感到放心；并教会产妇照顾新生婴儿的技巧，提高产妇的自信心与自尊感。

（十一）下肢静脉血栓形成（较少见）

产后产妇的血液仍处于高凝状态，加之产后疲惫虚弱、切口疼痛致卧床较多，使下肢静脉血液循环缓慢，血液易淤积于静脉内，形成静脉血栓。表现为下肢皮肤温度下降或感觉麻木，患侧肢体有胀痛感。

主要处理：

1. 保证水分的摄入。

2. 鼓励早日下床活动。

3. 如无法保证下床活动，应在床上进行适当的肢体活动和体育锻炼。

二、产褥期保健

首先要通过对妊娠前期、妊娠过程和分娩过程的全面评估，充分了解产妇的身体、心理状况，提供个性化的支持与帮助，促进产妇生理功能的恢复，促进母乳喂养成功，预防产后并发症的发生。

（一）全身评估

1. 妊娠前期　产妇既往身体健康状况，有无慢性疾病、遗传性疾病等。

2. 妊娠期　有无妊娠合并症的发生。

3. 分娩期　分娩过程是否顺利，会阴撕裂的程度、产后出血量、新生儿出生后的 Apgar 评分等。

（二）产褥期基础保健

产褥期产妇各系统的变化很大，虽属于生理范畴，但极易发生感染和其他病理情况，因此需要注意加强清洁卫生，加强产褥期保健，帮助产妇尽快恢复。

1. 保持良好生活习惯　注意卫生，保持良好的休息环境。室内温度保持在 20～25℃，空气新鲜，通风良好。即使在冬季也要有一定时间开窗通风，但注意避免直接吹风。床单位保持清洁、整齐、干净。保持皮肤的清洁，衣服潮湿后及时更换，注意口腔卫生、会阴清洁，预防感染。产后阴道有恶露排出，应每天用温开水洗外阴，勤换内裤与卫生垫。大小便后注意避开会阴侧切伤口，用清洁卫生纸从前向后擦净，注意不要反方向，以免肛门周围细菌逆行造成感染。

2. 饮食　分娩时体力消耗大，身体各器官又要恢复，还要分泌乳汁供新生儿生长，所以营养的供给与补充非常重要。食物品种应保持多样化，富有营养、保证足够热量和水分。若哺乳，还应多进富含蛋白质且汤汁丰富的食物，并适当补充维生素和铁剂。

3. 预防便秘　重视产后便秘，应多吃新鲜的蔬菜、水果以及富含纤维素的食物，鼓励早日下床活动，同时配合腹部按摩。若发生便秘，可选用开塞露或肥皂水灌肠，必要时配合口服植物类缓泻剂等。

4. 产后锻炼　产后进行适当的体育锻炼，不仅有助于促进子宫收缩及恢复，帮助腹部肌肉、盆底肌肉恢复张力，保持健康的形体，同时有利于身心健康。产后虽以休养为主，但应注意动静结合。卧床时最好取侧卧，鼓励翻身，尽量少仰卧。产后

12～24 小时可以坐起，并下地做简单的活动。分娩 24 小时后就可以进行体育锻炼，但不要使用器械，躺在床上进行锻炼即可。刚开始应有人协助，以后慢慢自己做。根据自己的身体条件可做：俯卧运动、仰卧屈腿、仰卧起坐，仰卧抬腿，肛门及会阴部、臀部肌肉的收缩运动。简单易行，根据自己的能力决定运动时间、次数。注意不要过度劳累，开始做 15 分钟为宜，每天 1～2 次。

5. 注意保持良好的情绪　妊娠及分娩的极度激动、紧张与产后精神极度放松的反差，对哺育婴儿的担心、出现产褥期的不适等均可造成产妇情绪的不稳定，尤其在产后 3～5 天，可表现为轻度抑郁。应帮助产妇减轻身体不适，并给予精神与行动两方面的关怀、鼓励、安慰，使其恢复自信。

6. 观察子宫复旧及恶露　每天应在同一时间手测子宫底高度，了解子宫逐日复旧过程。测量前应嘱产妇排尿，并先按摩子宫使其收缩后，再测耻骨联合上缘至子宫底的距离。每天观察恶露的量、颜色、气味，在按压子宫底的同时进行观察即可。

7. 乳房护理　产后半小时内即开始哺乳，帮助产妇及其家人树立按需哺乳的认识。生产后 24 小时内，应每 1～3 小时哺乳一次；生产后 2～7 天内是产妇泌乳的重要过程，应增加哺乳次数，产妇下奶后一昼夜应哺乳 8～12 次；最初哺乳时间只需3～5 分钟，以后逐渐延长至 15～20 分钟。让新生儿吸空一侧乳房后，再吸吮另一侧乳房。第一次哺乳前应将乳房、乳头用温肥皂水及温开水洗净，以后每次哺乳前均用温开水擦洗乳房及乳头。

8. 健康查体　在产褥期末，即产后 6～8 周到医院进行一次全面的产后检查，了解全身和盆腔器官的恢复及哺乳情况，以便及时发现异常、及早处理。如在产褥期过程中出现特殊不适，则应提前检查。

9. 产后安全用药　由于大多数药物都可以通过血液循环进入乳汁，因此不建议产妇在产褥期使用药物。如必须使用时，一定要考虑对婴儿的影响与危害，必须在专业医师的指导下进行,切不可擅自使用。

很多药物在哺乳期不能应用。例如红霉素可引起婴儿肝脏损害,出现黄疸;氯霉素可使婴儿出现灰婴综合征;链霉素、卡那霉素对婴儿听力有影响,严重时可导致失聪;四环素可引起牙齿发黄;磺胺药可引起肝脏和肾脏功能的损害;氯丙嗪和地西泮也能引起婴儿黄疸;甲硝唑则使婴儿出现厌食、呕吐;利血平使婴儿鼻塞、昏睡等。

10. 产后塑形 子宫、子宫颈、阴道等一般在产褥期即恢复到孕前水平;对于孕育过程导致的骨盆宽大、耻骨联合分离等,一般会在分娩后 2 个月之内恢复。因为骨盆左右着身体的体形,如果两个月之内没有恢复到孕前水平,那么产后的体形就会形成并固定下来了。因此产后塑形,主要就是骨盆恢复;产后塑形开始时间应在产后两个月以内。具体方法是:侧卧在硬板床上,如果是左侧卧,将左手手心向下,放到胯骨之下,然后头脚抬起,全身重量通过胯骨这一个支点压到手上。这样一个简单的动作,可有效使骨盆的左右宽度,也就是耻骨联合分离的宽度减少。每次 3 分钟,每天 2～3 次,2～3 周耻骨联合的分离就可以恢复到孕前状态。此外,打秋千也可以让骨盆的高度恢复到孕前水平,使用腹带可以让骨盆的前后径和周长恢复到孕前水平。

第三节 产后膳食与营养食谱

哺乳期是母亲用乳汁哺育新生子代使其获得最佳生长发育并奠定一生健康基础的特殊生理阶段。哺乳期的妇女既要分泌乳汁哺育婴儿,还要补偿妊娠、分娩时的营养的损耗促进各器官、系统功能的快速恢复,因此比非哺乳妇女需要更多的营养。

哺乳期母亲的膳食应采用多样化食物组成的营养均衡的膳食,除保证哺乳期的营养需要外,还通过乳汁的口感和气味,潜移默化地影响婴儿对辅食的接受和后续多样化膳食结构的建立。基于母乳喂养对母亲和婴儿有诸多益处,世界卫生组织建议婴儿在 6 个月内应纯母乳喂养,并在添加辅食的基础上持续母乳喂养到 2 岁,甚至更长时间。哺乳期母亲的营养状况是泌乳的基础,如果哺乳期营养不足,将会影响乳汁的分泌量,影响乳汁的质量,并影响母体健康。鉴于上述营养需求,2016 年《中国居民膳食指南》中对哺乳期母亲的膳食指南在一般人群膳食指南的基础上增加了五条关键推荐,分别是:①增加富含优质蛋白质及维生素 A 的动物性食物和海产品,选用碘盐;②产褥期食物多样不过量,重视整个哺乳期营养;③愉悦心情,充足睡眠,促进乳汁分泌;④坚持哺乳,适度运动,逐步恢复适宜体重;⑤忌烟酒,避免浓茶和咖啡。

一、合理安排产褥期膳食

部分产妇在分娩后的前 1~2 天有疲劳无力感,或出现肠胃功能差等表现,可选择较清淡、稀软、易消化的食物,如面片汤、挂面汤、馄饨、粥、蒸或煮的鸡蛋及煮烂的肉菜,待食欲逐渐恢复后可过渡到普食。

剖宫产手术后的产妇在产褥期可多吃些鸡蛋、禽肉类、鱼类、动物肝脏、动物血等,以保证充足优质蛋白质的供给,但不应过量;重视新鲜蔬菜、水果的摄入。

产褥期一天膳食搭配举例:

早餐:菜肉包子,小米红枣稀饭,拌海带丝

上午茶:热牛奶

午餐:豆腐鲫鱼汤,炒黄瓜,米饭

下午茶:苹果(冬天,可以将苹果切成小块放在温开水中浸泡后食用)

晚餐:炖鸡汤,虾皮炒小白菜,米饭

夜宵:牛奶、白煮鸡蛋

二、获得充足的优质蛋白质和维生素 A

哺乳期母亲膳食中蛋白质的摄入量,应当在一般成年女性的基础摄入量上每天增加 25g。鱼、禽、肉、蛋、奶及大豆类食物是优质蛋白质的良好来源。

建议每天选用 3 种以上进行合理搭配，且数量适当，以保证所需要的优质蛋白质和其他营养素。可提供 25g 优质蛋白质的食物组合见表 3-2。哺乳期母亲维生素 A 摄入量应比一般的成年女性增加 600μgRE。动物肝脏中富含维生素 A。如每周选择 1～2 次猪肝（总量 85g）或鸡肝（总量 40g）则维生素 A 每天摄入量可平均增加 600μgRE。

表 3-2　能够提供 25g 优质蛋白质的食物组合推荐

	食物及其重量 /g	蛋白质含量 /g	合计 /g
组合一	牛肉 50.0	10.0	
	鱼 50.0	9.1	25.1
	牛奶 200.0	6.0	
组合二	瘦猪肉 50.0	10.0	
	鸡肉 60.0	9.5	25.0
	牛奶 100.0	3.3	
组合三	鸭肉 50.0	7.7	
	虾 60.0	10.9	25.0
	豆腐 80.0	6.4	

三、获得充足的钙

哺乳期母亲膳食中钙的摄入量，指南中推荐比一般女性增加 200mg/d，总量可达到 1 000mg/d（表 3-3）。食物中钙最好的来源是奶类，不仅含钙高且易于吸收利用。建议：

1．每天比孕前多饮 200ml 牛奶，每天的饮奶量达 500ml，则可获得约 540mg 的钙。

2．在增加饮奶量的基础上，配合选用深绿色蔬菜、豆制品、虾皮、小鱼等含钙较丰富的食物，则可达到推荐摄入量。

3．为促进钙的吸收和利用，还应补充维生素 D 或多做户外活动。

表 3-3 能够提供约 1 000mg 钙的食物组合推荐

	食物及其量	钙含量 /mg	合计 /mg
组合一	牛奶 500ml	540.0	1 005.0
	豆腐 100g	127.0	
	虾皮 5g	50.0	
	蛋类 50g	30.0	
	绿叶菜（如小白菜）200g	180.0	
	鱼类（如鲫鱼）100g	79.0	
组合二	牛奶 300ml	324.0	1 005.0
	豆腐干 60g	185.0	
	芝麻酱 10g	117.0	
	蛋类 50g	30.0	
	绿叶菜（如小白菜）250g	270.0	
	鱼类（如鲫鱼）100g	79.0	

四、其他营养成分摄入量的推荐

1. 摄入脂肪的量占总能量的 20%～30% 为宜。

2. 维生素类参考摄入量 每天维生素 B_1 为 1.8mg，维生素 B_2 为 1.7mg，烟酸 18mg 当量，叶酸 500μg 当量。

3. 碘每天摄入量为 200μg，建议多吃蔬菜、海带等海产品来增加碘的摄入量。

五、哺乳期母亲一天食物的建议量

谷类 250～300g，薯类 75g，杂粮不少于 1/5；蔬菜 500g，其中绿叶蔬菜和红黄色等有色蔬菜占 2/3 以上；水果类 200～400g；鱼、禽、蛋、肉类（含动物内脏）每天总量为 220g；牛奶 400～500ml；大豆类 25g，坚果 10g；烹调油 25g，食盐 5g。为保证维生素 A 和铁的供给，建议每周吃 1～2 次动物肝脏，如猪肝 85g 或鸡肝 40g。

六、增加泌乳量

1. 保持愉悦的心情，舒缓压力。

2. 坚持让婴儿频繁吸吮　建议 24 小时内哺乳 10 次以上。

3. 合理营养，多喝汤水　每天应多喝水，多吃流质的食物，如鸡汤、鲜鱼汤、猪蹄汤、排骨汤、菜汤、豆腐汤等，每餐都应保证有带汤水的食物。

4. 生活规律，保证睡眠　每天保证 8 小时以上睡眠时间。

5. 科学饮汤　哺乳期母亲每天摄入的水量与乳汁分泌量密切相关，因此产妇应科学饮用汤水。

（1）餐前可喝半碗至 1 碗，但不宜喝太多，以免影响食欲与食量；进食达八九成饱后可再饮一碗汤水。

（2）喝汤的同时要将汤中的肉类一起吃下。

（3）煲汤的材料宜选择脂肪较低的肉类，如鱼类、瘦肉、去皮的禽类、瘦排骨等，也可喝蛋花汤、豆腐汤、蔬菜汤、面汤及米汤等，不宜喝多油浓汤。

（4）根据产妇的需求，加入对补血有帮助的煲汤材料，如红枣、红糖、猪肝等；还可加入对催乳有帮助的食材，如子鸡、黄豆、猪蹄、花生、木瓜等。

第四节　产褥期危急症的识别与处理

一、产后抑郁

产后抑郁也叫产褥期抑郁症，指产妇在产褥期间出现抑郁症状，症状有紧张、疑虑、内疚、恐惧等，极少数严重的会有绝望、离家出走，伤害婴儿或自杀的想法和行为，是产褥期精神综合征最常见的一种类型。通常在产后 2 周内出现。

（一）引起产后抑郁症的原因

1. 生物学方面的原因　与遗传有一定的关系，妊娠前后体内激素水平的变化。

2. 社会因素　家庭经济状况、夫妻感情、婴儿性别及身体健康状况等都是重要的诱发因素。

3. 产妇心理因素　对母亲角色不适应、性格内向、保守固执等性格均可好发此病。

（二）产后抑郁症的危害

1. 对新生儿近期和长远的影响　由于婴幼儿期是生命发育最敏感的时期，母亲患抑郁症的婴儿在生命最初阶段一直暴露在母亲的消极和负面情绪影响中。这样的幼年经历，会损害其认知、行为能力及减少其对上学的兴趣，产生一系列生理问题，出现情感障碍、低自尊、自我调节能力差等表现。

2. 对产妇自身及社会角色功能的影响　患有产后抑郁症的产妇正向感情减少，生活自理能力严重下降，易发生厌食、睡眠紊乱，社交活动、人际关系和家人交流沟通障碍，严重者甚至有自杀企图。患有产后抑郁症的产妇其母亲角色明显受限，母婴关系明显受损，母亲认为婴儿是负担，对婴儿没有感情，在行为上表现为较少注视，与婴儿之间没有交流与沟通，虐待婴儿的风险增加，母乳喂养无法维持，甚至母乳喂养困难。

（三）预防措施

应与产妇多沟通、交流，为产妇提供产褥期健康护理、乳房护理、婴儿喂养等方面的知识和方法，帮助产妇协调好各种人际关系，尽快帮助产妇消除心理负担，从精神抑郁中解脱出来。

二、产褥中暑

产褥期因高温环境使体内余热不能及时散发，引起中枢性体温调节功能障碍的急性热病，称为产褥中暑。常见原因是由于旧风俗习惯怕产妇"受风"而要求关闭门窗，包头盖被，使居室和身体均处于高温、高湿状态，影响产妇出汗散热，导致出现中暑表现。

（一）主要症状

1. 中暑先兆　发病前多有短暂的先兆症状，表现为口渴、多汗、恶心、胸闷、四肢无力。此时体温正常或低热。

2. 轻度中暑　中暑先兆未能及时处理，产妇体温逐渐上升达38.5℃以上，随后出现面色潮红、胸闷、脉搏增快、呼吸急促、口渴、痱子遍布全身。

3. 重度中暑　产妇体温继续升高达 41～42℃，出现面色苍白、呼吸急促、抽搐、昏迷。

（二）预防措施

立即改变高温和不通风的环境，迅速降温，做好卫生宣教，破除旧风俗习惯，居室保持通风，避免室温过高，产妇衣着应宽大透气，有利于散热，以舒适为宜。正确识别产褥中暑先兆症状，及时就医。

三、产褥感染

产褥感染是指分娩时及产褥期生殖道受病原体感染，引起局部或全身的炎性变化。主要由于女性生殖系统的自然防御能力在妊娠期及分娩期降低，受病原体感染后易致病，产妇若伴有贫血、产程延长、胎膜早破、产道损伤、产后出血、胎盘残留、手术等情况，导致其抵抗力下降也会为细菌入侵繁殖创造条件。

（一）主要症状

倾听产妇有无发热、外阴部烧灼感，下坠感、局部疼痛、头痛、腹泻、里急后重、排尿困难等症状的描述。

（二）预防措施

保证产妇充足的睡眠，给予高热量、高蛋白、高维生素饮食，增强体质，并保证足够的液体摄入，指导产妇培养良好的卫生习惯，便后清洁会阴，及时更换会阴垫，促进舒适。若有上述不适症状及时就医。

四、晚期产后出血

分娩 24 小时后，在产褥期内发生的子宫大量出血，称为晚期产后出血。以产后 1～2 周发病最为常见，也有迟至产后 2 个月余发病者。阴道流血少量或中等量，持续或间断，也可表现为急骤大量流血，同时有血凝块排出。产妇多伴有寒战、低热，且常因失血过多导致贫血或失血性休克。

（一）晚期产后出血的原因

胎盘、胎膜残留为阴道分娩最常见的原因，多发生在产后

10 天左右，黏附在子宫腔内的残留胎盘组织发生变性、坏死，形成胎盘息肉，当坏死组织脱落时，暴露基底部血管，引起大量出血。此外蜕膜残留、子宫胎盘附着面复旧不全、感染、剖宫产术后子宫切口裂开均可引起晚期产后出血。

（二）预防措施

每天观察产妇恶露情况，如有异常及时指导产妇就诊。指导产妇 6 周内禁止盆浴和性生活。剖宫产的产妇少食豆类、含糖食物，以免因腹胀影响切口愈合。给予高蛋白质、高维生素、高能量饮食，加强营养，增强抵抗力，避免产褥期感染。产褥期应保证休息，在体力允许的情况下做到早期下床活动，尽早哺乳，以利于子宫复旧，恶露排出。

第五节　产褥期看舌苔知健康

舌苔，中医术语。正常人的舌背上有一层薄白而润的苔状物叫舌苔，（彩图 3-1，见文末彩插）。由脱落的角化上皮、唾液、细菌、食物碎屑及渗出的白细胞等组成。在正常情况下，由于咀嚼和吞咽动作，以及唾液、饮食的冲洗，舌表面的物质不断地被清除掉，仅表现为薄白的一层舌苔。当身体出现异常时，进食少或只进软食，使咀嚼和舌的动作减少，或唾液分泌减少，舌苔就变厚（彩图 3-2，见文末彩插）。正常人的舌苔，一般是薄而均匀平铺在舌面，在舌面中部、根部稍厚。

一、基本介绍

舌苔，由胃气所生，而五脏六腑皆禀气于胃，因此，舌苔的变化可反映脏腑的寒、热、虚、实，病邪的性质和病位的深浅。舌苔的望诊包括望苔色、望苔质两部分。

苔色：即舌苔的颜色，病态的苔色主要有白苔、黄苔、黑苔。有时也可发生绿苔（多由白苔转化而来，常见于瘟疫、湿温，为湿热郁熏之征）、霉酱苔（红中发黑、又兼黄色的舌苔，常见于夹食中暑或内热久郁，主湿热病日久者）。

二、苔质分类

即舌苔的形质，分为下列几种：

1. **舌苔的有无**　正常舌有一层薄白苔，由胃气而生。在疾病过程中，舌苔从有到无，是胃气阴不足、正气渐衰的表现；但舌苔剥落之后，复生有薄白苔，则是邪退正生，胃气渐复的表现。

2. **舌苔的厚薄**　透过舌苔能隐隐见到舌质为薄苔，不能见到舌质为厚苔。舌苔的厚薄可测定正邪盛衰和病情的深浅轻重。薄苔主外感表证，亦主内伤气郁。厚苔主痰饮、湿邪、积滞。舌苔由薄变厚，病邪自表入里，邪盛病进；舌苔由厚变薄，为病邪自里达表，正胜病退。

3. **舌苔的润燥**　可了解津液的变化，若舌面润泽，干湿适中为正常舌象，虽有病而津液未伤；若扪之湿而滑利，则称滑苔，多主寒主湿，或阳虚水饮内停。若舌面望之干枯，用手扪之无津液，则为燥苔，多由热盛伤津、阴液亏耗，或气不化津所致。

4. **舌苔的腐腻和舌苔的偏全**　舌苔在舌面分布的变化。舌苔布满全舌称为全。舌苔偏布于舌面的前、后、左、右某一局部，称为偏。察舌苔分布的偏全，可判断病变的所在。全苔为邪气散漫，多为湿痰阻滞中焦之征；舌苔偏见于舌的一侧，为邪在半表半里，或病在肝胆；苔中根厚腻，多为痰饮或胃肠积滞等。

5. **舌苔的剥落和消长**　舌苔薄厚、多少的变化，也是正邪进退的反映。舌苔由少变多、由薄变厚，一般说明邪气加重，主病进；舌苔由厚变薄、由多变少，说明正气渐复，主病退。若舌苔骤增骤退，多为病情暴变的征象。

6. **舌苔的真假**　辨舌苔的真假，可判断疾病的轻重和预后。舌苔真假的判断以有根无根为标准。凡舌苔紧贴舌面，不易刮去，似从舌体上长出来的，即真苔又称有根苔。若苔不着实，如浮涂在舌面，刮之即去，即假苔又称为无根苔。在疾病的初期、中期，有根苔比无根苔为深重，疾病后期有根苔比无根苔为佳。若舌面上浮一层厚苔，望似无根，而其下部生出一层新苔，属疾病趋愈的征象。在辨别假苔时需注意三个方面：第一，清晨舌苔满布,饮食后苔即退去,虽属假苔,并非无根,若退后苔少或无苔,则是里虚;第二,有苔有色,刮之即去,病轻浅,若揩之即去,病更轻浅;第三,厚苔一片而无根,其下不能续生新苔,是原有胃气,其后胃气虚乏,不能蒸化胃液上潮。多因过服寒凉药损伤阳气,或过服热药损伤阴液所致。

三、苔质知识

望苔质即望舌苔的形状质感。主要观察苔的厚薄、润燥、腐腻、剥落、有根无根及偏全等情况。

1. 厚、薄苔　苔质的厚薄,以见底和不见底为标准。透过苔质能见到舌体,称之薄苔,否则为厚苔。舌苔薄,病情一般较轻;舌苔厚,表明病情较为严重。在疾病发展过程中,舌苔由薄变厚,表明病邪入里,病情由轻变重;若舌苔由厚变薄,表明病邪外透,病情好转。

2. 润、燥苔　舌苔润滑多津液,为津液未损伤,称为润苔。舌苔干燥缺少津液,称为燥苔。舌苔干燥而色黄者,为胃热炽盛,损伤津液。舌苔干燥而色黑,为热极阴伤。若舌苔干燥色黑而且有刺,则属热极津液枯竭。

3. 腐、腻苔　苔质颗粒细小致密,中厚边薄,刮之易去者,称为腻苔。苔质颗粉较大,疏松而厚,形状似豆腐渣堆积于舌面,刮之易去者,称为腐苔。腻苔常见于湿浊、痰饮、食积、湿温等。腐苔为食积肠胃、痰浊内蕴及溃疡之证。舌苔白腻,多为湿痰,或胃阳虚。舌苔黄腻,多为痰热,食滞化热。舌苔厚腐,多为饮食停积胃肠。舌苔布满白衣,称为口糜,表明胃气衰败。

4. 剥落苔　舌上原本有苔,若局部或全部消失者,称为剥落苔(彩图 3-3,见文末彩插)。如果苔全部脱落,表明胃阴枯竭,大伤胃气。若舌苔剥落不全,剥落处光滑无苔,称为花剥苔,表明胃的气阴两伤。如果舌苔剥落处不光滑,有类似新生颗粒,称为类剥苔,表明孕产妇血气不连续。若舌苔大部分脱落,仅留下一小块,称之鸡心舌,则为胃气阴亏损之证。另外,舌苔从有到无，为胃的气阴不足，正气渐衰；如果舌苔从无而逐渐变薄白苔，表明病情好转。

5. 有根、无根苔　舌苔紧贴舌面，刮之不去，称为有根苔。若舌苔好似涂在舌面上，刮之易落，称之无根苔。有根苔表明孕产妇有胃气，常见于实证、热证；无根苔表明胃气已衰，见于虚证、寒证。如果有根兼薄苔，属于正常苔，表明正气未伤；若无根苔薄或厚，刮之即去，不再生成新苔，表明正气衰败。

6. 全、偏苔　舌苔布满整个舌，称全苔。舌苔仅布于舌的某一部分，称偏苔。全苔代表湿痰阻中之证。如果仅是舌尖部分有苔，是病邪入里却未深入，但胃气却受伤。若舌尖部分无苔，而其余地方有苔，代表肠胃有积滞或有痰饮。舌苔偏于左侧或右侧，表明病邪半表半里，亦可有肝胆湿热；舌中央无苔、舌边缘厚苔而中央薄苔，为阴虚、胃气损伤或血虚之证。

第四章 产褥期产妇乳房保健与常见问题

第一节 产褥期产妇乳房保健

一、乳房解剖与生理概要

正常成年女性乳房大小从200～500g不等，在体表的位置上下为第2到第7肋骨之间，其内侧在胸骨缘，外侧位于腋前线，腺体尾部指向腋窝前皱襞。

乳房形态为半球形，其表面是皮肤，皮肤下面是脂肪组织，再下面才是乳腺腺体组织。乳房的中心为乳头，其周围的色素沉着区为环状乳晕，每一乳房有轮辐状排列的乳腺腺叶15～20个，每个腺叶又分若干小叶，每个小叶中都有乳腺导管和腺体，它们是泌乳的功能性单元。

乳腺的生理活动受腺垂体激素、肾上腺皮质激素和性激素等多种激素所制约，并产生相应组织结构上的变化。正常情况下，未经哺乳的女性两侧乳房不是等大的，但应两侧基本对称。在哺乳后，由于哺乳习惯不同两侧乳房的大小可出现明显的不同和不对称。

二、乳房检查与保健

（一）乳房检查手法

视诊：观察乳房两侧的形状、大小是否对称有无局限性隆起或凹陷等。

触诊：端坐，两臂自然下垂，如乳房肥大下垂明显者，取平卧位，肩下垫小枕，使胸部隆起。顺序：外上→外下→内下→内上→中央；先健侧后患侧。

（二）乳房保健常见手法

1. 推抚法 取坐位或侧卧位，充分暴露胸部。先在一侧乳房上撒些婴儿爽身粉或涂上少许橄榄油，然后双手全掌由乳房四周沿乳腺管轻轻向乳头方向推抚50～100次。

2. 热敷按摩法 产妇要经常把温热（40～45℃）小毛巾敷在乳房上，然后在毛巾上面把乳房夹在手掌和肋骨之间进行按摩，即可促进乳腺发育，刺激乳腺导管开通并保持通畅。

3. 揉、捏、拿法 以右手五指着力，抓起一侧乳房部，施以揉捏手法，一抓一松，反复施术10～15次。左手轻轻将乳头揪动数次，以扩张乳头部的输乳管。

三、常见催乳手法

产褥期常常需要手法挤奶，如乳汁淤积、急性乳腺炎、外出婴儿不在身边时、婴儿不舒服吃奶少时，而很多产妇不会该项操作，造成不必要的后果，在哺乳期学会手法挤奶新妈妈会受益无穷。常见的催乳步骤如下：

第一步：轻拉乳头，乳头是中医乳中穴的穴位所在，这样对乳头有刺激的作用，促进排乳反射，有利于保持乳管的疏通。

第二步：乳房涂上润滑剂，可以使用甘油。

第三步：取舒适位，用手掌或指腹在乳房上来回打圈按摩，按摩整个乳房，不要用力，防止损伤乳腺管，将整个乳房按摩完全，然后用手掌轻轻地把乳汁往乳头部分推动。

第四步：将示指和拇指放在乳晕边缘（以乳头为中心，旁开三横指），不要按压乳晕，会造成乳腺导管损伤，再轻轻地将奶水推向乳头，注意力度，以防伤害乳腺。

在这一步中要尤其注意，因乳晕的位置通常是乳汁淤积比较严重的部位，所以在手法挤奶的时候，要关注两个方面的力量：一方面是向中吸的力量，另外是向下压的力量。一定要保证乳晕的每一个位置都要排到，等一个位置排完了，再开始排下个位置。

第五步：有肿块的位置，可以使用两种手法，一种是摩法，一种是推法。摩法是用拇指做一个支撑的作用，然后用四指由根部向乳头的方向摩。这个手法一定要做到轻柔，因为乳管都是呈放射状的方向排列，所以还应注意：第一，要从根部排起，第二，要呈放射状的方向。将其他位置排完以后，最后排有肿块的位置，可以使用推法，然后配合摩法来综合进行治疗。只有挤压储存乳汁的输乳管窦才能把乳汁挤出，所以拉长乳头是不会有乳汁流出的。输乳管窦的位置因人而异，但一般在乳晕附近。找到输乳管窦的位置后，不要按摩或挤压乳房，只需要挤压乳晕边缘即可。哺乳时亦可用手挤压乳晕，以促进乳汁流出。

催乳的注意事项：首先，要注意在手法挤奶时，不要弄痛乳晕和乳头。用拇指和示指挤压乳晕，以无疼痛感为宜。即使乳汁很难流出，也不要使劲挤压。挤奶的关键是挤压的部位和角度，用力过度会弄伤乳晕。其次，挤压乳晕的手指要勤换位置，如果只挤压乳晕的一个部位，这个部位负担就会过重，有受伤的危险。挤压乳晕的位置有多种，手指可以上下挤压，也可以左右挤压，还可以斜着挤压。再次，要尽量避免使用挤奶器。挤奶器的原理就是，通过乳头给乳房表面施压，使乳汁流出。这不符合乳房通过挤压输乳管窦使乳汁流出的生理构造，容易弄痛乳头，因此要注意：如果必须要使用挤奶器，时间不宜太长。

第二节　产褥期产妇乳房常见问题

一、急性乳腺炎

【定义】

急性乳腺炎（acute mastitis）是指乳腺急性化脓性感染。多发生于哺乳初期的产妇，尤其是初产妇多见。发病多在产后3～4周。

【病因】

机体炎症的发生主要依赖两个重要因素：细菌生长的环境和细菌入侵的通道。乳汁是婴儿极佳的食品，也是细菌繁殖的良好培养基。那么，乳汁淤积就为细菌生长创造了适宜的环境。致病菌大多是金黄色葡萄球菌，较少见的还有链球菌。

1. 乳汁淤积　乳头过小或内陷妨碍哺乳、乳汁过多或婴儿吸乳少使乳汁不能完全排空、乳管不通等均可导致乳汁淤积。在乳汁淤积的基础上，细菌沿破损的乳头侵入乳房，将导致炎症的发生。

2. 细菌入侵　致病菌沿淋巴管扩散导致蜂窝织炎表现；细菌也可直接侵入乳管常形成脓肿。

3. 其他因素　产后全身抗感染能力下降；外伤致乳腺血肿未及时治疗也可形成脓肿。

【临床表现】

急性乳腺炎的局部临床特征是红、肿、热、痛。红、热主要是由于局部血管扩张、血流加速所致。肿是由于局部炎症性充血，血液成分渗出引起。痛是因为渗出物压迫和某些炎症介质直接作用于神经末梢而引起。急性乳腺炎是乳腺的急性化脓性感染，其局部也表现为红、肿、热、痛（彩图4-1，见文末彩插）。

（一）脓肿形成之前

主要表现为患侧乳房肿大，皮肤表面发红、发热，有搏动性疼痛，在哺乳时更剧烈，并出现有压痛的肿块。

（二）脓肿形成

炎性肿块常在数天内软化而形成脓肿。

乳房脓肿根据部位不同可分四种：表浅脓肿、乳晕下脓肿、深部脓肿（是乳房较深的乳腺组织形成的脓肿）、乳房后脓肿。

由于乳房脓肿形成的部位不同，其临床表现也不一样。

表浅脓肿、乳晕下脓肿：位置表浅，局部可有波动感，容易发现。脓肿可自行向外溃破或穿破乳管而自乳头流出脓液。

深部脓肿、乳房后脓肿：由于位置较深，局部无波动感，不易早期发现，常需穿刺才能发现。

乳房脓肿可以是单房的，但较多呈多房性，同一乳房也可同时有几个炎性病灶，而先后形成几个脓肿。

（三）全身症状

随炎症进一步发展，产妇可出现寒战、高热等全身症状及患侧淋巴结肿大。

【治疗】

（一）脓肿形成之前

1. 不宜行手术，以免炎症扩散。

2. 患侧停止哺乳，全身应用广谱抗生素。

3. 保持乳汁通畅排出；局部可做热敷、理疗，以利早期炎症消散；水肿明显者可用 25% 硫酸镁湿敷。

（二）脓肿形成

穿刺抽到脓液者应及时行脓肿切开引流术。

【护理】

未经过吸吮的乳头较为脆弱，容易在分娩后被婴儿吮破。如果未及时恰当处理，容易引发乳腺炎或乳腺脓肿，导致母乳喂养失败。因此，孕期进行乳头护理对分娩后顺利进行母乳喂养非常重要。

1. 产妇可经常用干燥柔软的小毛巾轻轻擦拭乳头皮肤，这种刺激可增加乳头表皮的坚韧性，避免在婴儿吸吮时破损。从怀孕 4~5 个月起，经常用温和皂水擦洗乳头，清除附在上面的乳痂。

2. 每次洗澡后，可给乳头涂上专用的护理油，然后用拇指和示指轻轻抚摩、提拉、按压乳头及其周围皮肤。不洗澡时，先用干净柔软的小毛巾擦拭乳头，然后采用以上方法按摩。使乳头表皮坚韧不易破损。

3. 如果产妇乳头有扁平或内陷现象，都会影响日后给婴儿顺利哺乳。另外，有的产妇本身乳头发育得不是特别好，乳头比较小，或比较凹陷，导管和乳头不是很通畅。可以在孕期的中后期进行十字按摩。方法一：以乳头为中心，左右、上下十字按摩，让乳头突出，这主要是针对乳头凹陷的宝妈。方法二：每天清晨或睡前用手指在乳晕处向下压乳房组织，另一手将乳头向外牵拉，待乳头稍突后，改用手指捏住乳头根部轻轻向外提拉，并揉捏乳头数分钟，长期坚持可使内陷乳头隆起。

【预防】

1. 在妊娠期及哺乳期保持乳头清洁　应经常用温水、肥皂洗净双侧乳头，保持乳头清洁。

2. 乳头内陷者应将乳头轻轻挤出后清洁干净　在妊娠中期开始经常挤捏、提拉矫正，使内陷乳头隆起（彩图4-2，见文末彩插）。

3. 哺乳期要养成定时哺乳的习惯　每次哺乳后用吸乳器吸出残余乳汁或用手按摩挤出，尽量使乳汁排空以减少乳汁的淤积，哺乳后应清洁乳头，养成良好的哺乳习惯。

4. 注意婴儿口腔清洁　不要让婴儿口含乳头而睡，及时治疗婴儿口腔炎症。

5. 乳房按摩　乳房按摩疗法是在妇女乳房部进行自我推拿，是催乳、通乳和防治乳腺炎的一种方法。

二、乳头皲裂

【定义】

乳头皲裂（cracked nipple）是哺乳期乳头发生的浅表溃疡，常在哺乳的第1周发生，初产妇多于经产妇。

【病因】

1. 乳头内陷（30%）　乳头内陷或过小，使婴儿吸吮困难，吸乳时用力过大发生乳头损伤。乳头不能凸出而是向内凹陷，称为乳头内陷。乳头内陷的程度因人而异，轻者仅表现为不同程度的乳头低平或回缩，受刺激后可凸出或可挤出乳头。重者表现为乳头完全陷于乳晕内，无法被牵出，呈火山口状，并常伴有分泌物或异味。

2. 其他原因（30%）　哺喂不正确，未把乳头及大部分乳晕送入婴儿口中。过度地在乳头上使用肥皂或乙醇干燥剂之类刺激物。乳汁分泌过多，外溢侵蚀乳头及周围皮肤，引起糜烂或湿疹。婴儿口腔运动功能失调或口腔有炎症,在哺乳过程中将乳头咬破也可造成乳头皲裂。

【临床表现】

病变早期,婴儿含吮时,乳头部出现刀割样疼痛,随后乳头出现渗血,或有淡黄色稀薄的液体渗出,渗液干燥后在乳头表面形成结痂,如继续让婴儿吸吮,乳头表面即出现小裂口或溃疡,此时乳头红肿,哺乳时有剧烈疼痛,结痂亦可浸软,擦损而脱落,裂口随之变大(彩图4-3,见文末彩插)。

乳头皲裂呈环行或垂直出现,环行的皲裂常常在乳头的基底和乳晕连接之处。如裂伤深时,乳头可部分断裂,垂直的皲裂严重时,乳头可分成两半。乳头裂口上的细菌可引起乳儿患病,皲裂出血,乳儿将血吸入胃内,形成婴儿假性黑便。

【治疗】

(一)西医治疗

1. 口服药物　常用药品:头孢氨苄胶囊、盐酸左氧氟沙星胶囊。治疗周期:7天。

2. 药膏治疗　皲裂局部可在清洗乳头后涂用莫匹罗星软膏、红霉素软膏、红柳膏或复方安息香酊、10%鱼肝油铋剂等药,也可用食用油涂抹使皲裂处软化,易于愈合。

(二)中医治疗

(以下资料仅供参考,详细请询问医生。)

1. 侧柏叶6g,研末,人乳少许调搽。

2. 取鸡矢白适量,放锅中炒干,研成细末,每次以酒适量送服3g,每天1～2剂。

3. 荷花瓣(阴干为末),冰片少许,用凡士林调搽患处。

4. 硼砂2.4g研末,甘油120g,调匀,敷患处。

5. 老黄茄子烧灰外敷。

6. 白芨研细、过筛,用生猪板油调敷。

7. 熟鸡蛋1只,文火煎熬沥油,取油外涂裂处。

8. 莲房炒为末,外敷。

9. 南瓜蒂晒干,烧灰存性,研末,香油调敷。

10. 丁香末外敷。

11. 用酒精消毒后,将云南白药撒于裂口处。

【护理】

1. 哺乳前,湿热敷乳房和乳头 3～5 分钟,若乳房过胀,可先挤出少量乳汁,使乳晕变软,易被婴儿含吮。哺乳时,先在损伤轻的一侧乳房哺乳,以减轻另侧的吸吮力。

2. 穿着棉制宽松的内衣和胸罩,并经常开放利于空气流通,促进皮损的愈合。

3. 如果乳头皲裂严重,乳头疼痛剧烈,可暂停母乳喂养 24 小时。可将乳汁挤出或吸出,用小杯或小匙喂养婴儿。

4. 掌握正确的衔乳姿势,正确的衔乳姿势可以有效预防乳头皲裂的发生。哺乳时注意让婴儿的嘴巴张大,衔住大部分的下乳晕,婴儿的下巴紧贴在乳房上,避免因衔乳不够充分而导致的乳头磨损和皲裂。

5. 已发生乳头皲裂者,让婴儿先吸吮健侧乳房或症状较轻一侧,尽量不要频繁换边哺乳。哺乳完毕,待婴儿自主松开乳头,不可强行拉出乳头,可以挤出少许乳汁涂抹在皲裂乳头上,作为天然滋润和保护。

6. 选择最适合自己的方式,减轻乳头皲裂的痛苦。

【预防】

1. 在妊娠期及哺乳期保持乳头清洁,每天用肥皂水和清水清洗乳头和乳晕,以洗去皮脂腺分泌物,并增强皮肤耐擦力,每次洗澡后,可给乳头涂上专用的护理油,然后用拇指和示指轻轻抚摩、提拉、按压乳头及其周围皮肤,使乳头表皮坚韧不易破损。天然油脂保护皮肤,不要对乳头做过分的清洁,尤其不能使用酒精或强碱性皂液清洗乳头。

2. 乳头内陷者应将乳头轻轻挤出后清洁干净,在妊娠中期开始经常挤捏、提拉矫正,使内陷乳头隆起。对平坦、过小的乳头可在妊娠 8 个月后指导孕妇纠正。

3. 经常更换内衣,以防擦伤乳头和乳晕,也可通过对乳头的按摩,增强乳头抵抗力。

4.产后随即开始母婴肌肤接触,诱发婴儿自主寻乳衔乳本能,可以避免大部分因衔乳问题引起的乳头疼痛。

5.哺乳前,可湿热敷乳房和乳头3～5分钟,使乳晕变软易被婴儿含吮,哺乳应取舒适,正确的喂哺姿势,哺乳中可交替改变抱婴位置,使吸吮力分散在乳头和乳晕四周。

6.注意婴儿口腔清洁,不要让婴儿口含乳头而睡,及时治疗婴儿口腔炎症;若口腔及口唇发生口腔炎、鹅口疮等感染,应及时治疗,此期间,为防止乳腺继发感染,可暂停母乳喂养24小时。

7.哺乳结束后,若婴儿仍紧含乳头,可用示指轻轻按压婴儿下颏,温和地中断吸吮,使乳头自然娩出。乳汁含有丰富的人体蛋白质和抗体,有抑菌和促进表皮修复的作用,哺乳后可挤出少许涂在乳头和乳晕之上,待干。

母乳是婴儿最佳的天然食品,无论对母亲还是婴儿都有很多益处,因此很多母亲都选择坚持母乳喂养。但在母乳喂养的漫漫长路上,会有许多阻碍我们达成终极目标的困难,做好产褥期产妇乳房保健工作对从事母婴护理的工作者有着极其重要意义。

第一节　产褥期产妇心理调适

分娩是生理现象，但分娩对于产妇来说则是持久而强烈的应激源。不仅产生生理上的应激，也可产生精神心理上的应激。产妇精神心理因素能影响机体内部的平衡、适应力和健康。产妇在住院分娩期间，处于角色的改变，心理需求与一般住院患者不同，因此，了解产妇的心理特点，做好产妇的心理疏导，对帮助产妇保持产褥期身心健康至关重要。本节分别对分娩期、产褥期的心理特点和保健对策做重点阐述。

一、分娩期产妇的心理特点和保健对策

（一）分娩期产妇的心理特点

分娩过程不仅涉及女性躯体的生理功能还涉及心理功能，孕产妇的心理状态与产力、产道、胎儿，目前并列为影响分娩的四大因素。许多研究表明，孕产妇在待产时和分娩时紧张、恐惧和焦虑不安等心理状态相当普遍，多数孕妇对假阵痛、见红、胎膜早破或规律性宫缩高度紧张，身材偏小、年龄偏大和有妊娠合并症的产妇，更加缺乏足够的正常分娩的信心。这些情绪可以影响神经内分泌功能，影响子宫的血流量和子宫平滑肌的收缩力。分娩时潜伏期和活跃期紧张心理状态最严重，血浆中皮质固醇可明显升高，影响分娩进展，导致原发性和继发性子宫收缩乏力，产妇的血压升高，产后出血等分娩并发症的发生率都可相应增高。

（二）分娩时孕产妇不良心理状态及其原因

1. 紧张、孤独的心理状态　孕妇入院待产，由于环境改

变,有陌生感;担心在分娩过程中出现异常,有恐惧心理。无论有无分娩先兆,都希望受到高度重视与关注,并有人陪伴,希望医生给自己做认真细致的检查,想了解检查情况。根据其心理特点,陪伴者应主动帮助孕妇熟悉环境,安慰时态度要温和,做好心理疏导,解除其思想顾虑。

2. 恐惧、焦虑的心理状态　孕妇担心分娩时疼痛、难产;害怕经阴道试产失败改做剖宫产;对即将出生的婴儿健康状况、有无畸形存在顾虑;担心医护人员的医疗技术水平,不能安全分娩。

随着产程的进展和宫缩加剧,产妇希望医生、护士能帮其减轻疼痛,尽快结束分娩。根据这种情况,陪伴者应耐心劝解,态度和蔼,富有同情心;从医学角度考虑,劝其保存体力,减少不必要的躁动,以免造成难产。陪伴者应耐心安慰产妇,帮助产妇按摩腹部和腰部,使其身心都获得安全感。

3. 抑郁的心理状态　孕产妇产后激素水平急剧变化,情感脆弱,特别容易受亲属、家庭关系或周围环境的不良影响。例如其他孕产妇的不良信息、医务人员及家属语言的伤害、"重男轻女"封建思想或家庭压力的影响等,均是构成产妇心理压力的重要因素。

（三）分娩期心理保健对策

做好分娩期产妇的心理保健工作,是保证分娩顺利进行的关键因素之一,也是陪伴者应尽的责任和义务。要求陪伴者必须具有良好的职业素养,具有丰富的心理学知识和社会学知识。

1. 转变陪伴者的服务模式与服务理念　现代的围生期保健服务模式将以医护人员为主体、以产妇为患者的传统医疗模式,转变为以产妇为中心的陪伴分娩服务模式。是指由一个有生育经验的妇女在产前、产时和产后始终陪伴产妇进行分娩的方式。在分娩过程中对产妇进行舒适的抚摸,耐心的讲解,热情的关怀,密切的观察产程的进展,使整个产程充满爱心、关怀和鼓励,最大限度地帮助产妇安全度过分娩期。

2. 提前给予产妇必要的宣教及指导 采用多种宣教的方式,如多媒体宣教视频、微信公众平台推送保健知识、提供围生期保健的科普读物等,使产妇提前了解分娩的生理过程,尤其对于那些烦躁恐惧的产妇应进行引导,让其理解"瓜熟蒂落"的自然规律,做好心理准备,坚定能够顺利健康分娩的信心。

总之,分娩是一生理过程,但易受种种因素的影响,因此,陪伴者要以高度负责,热情而又镇定的态度做好一切工作,加强心理照护,将心理护理结合到各种行为中,更有效地为孕妇服务。

二、产褥期产妇的心理特点和保健对策

产褥期是妇女一生中很重要的时期,在这个时期中,在生理、心理及社会角色上,妇女都面临着巨大的转变。科学教导她们适应心理变化,及时合理地干预她们的不良心理刺激,减少产褥期心理异常,这些都是现代围生服务中重要的组成部分。陪伴者丰富的心理护理知识、训练有素的职业道德,对于提高围生期服务质量具有重要意义。

(一)产褥期产妇的心理特点

1. 产褥期产妇的正常心理 经历了艰难与痛苦分娩后的产褥期妇女,产生的欣慰感、做母亲的幸福感、产后的疲劳感等原因交织在一起,形成了心理上的负担。还有的产妇分娩后,注意力几乎全部集中到了婴儿的各方面,听到婴儿的啼哭声,就心绪不宁,见到婴儿正常的生理改变(如新生儿的生理性黄疸、溢奶等)也可引起焦虑。上述心理状态,使产妇在产褥期产生轻度的焦虑、抑郁。

产褥期须从妊娠期及分娩期的不适、疼痛、焦虑中恢复,需要接纳家庭成员和新家庭这一过程称为心理调适过程。产褥期的心理调适一般需要经历三个周期:

(1)依赖期:产后1~3天,这一时期产妇的很多需要是通过陪伴者来满足,如对婴儿的关心、喂奶、沐浴等。

(2)依赖、独立期:产后3~14天,这一时期产妇表现出较

为独立的行为,改变依赖期中接受特别的照顾和关心的状态,学习和练习护理婴儿,这一时期产妇容易产生心理异常,是需要陪伴者重点关注的时期。

(3)独立期:产后 2 周~1 月,新家庭形成并运作,开始恢复分娩前的家庭生活。

2.产褥期产妇的异常心理　产褥期是产妇心理转换时期,容易受体内外环境不良刺激而导致心理障碍。产后异常心理包括产后沮丧、产后抑郁和产后精神病三种类型。

(1)产后沮丧:26%~85% 的女性产后会产后沮丧,出现无明显原因的悲伤、焦虑而常常哭泣,常开始于产后第一周(1~4 天),无需治疗,两周后会逐渐好转或消失。

(2)产后抑郁:产后抑郁比产后沮丧、忧郁要严重得多。10% 的新母亲会受其影响。如果曾有过产后抑郁史,那患产后抑郁危险性会增加 50%~80%。经常哭泣,容易发怒,有罪恶感,症状有轻有重,持续时间不等,几天到一年。心理疗法及药物治疗很有必要。

(3)产后精神病:亦称产褥期精神病,是指产后 6 周内发生的精神障碍,只有 0.1% 的女性分娩后会出现这种症状。产褥期内分泌的不平衡和心理因素可能是诱发因素。一般在产后很快发生且十分严重,持续数周至几个月,症状包括严重的兴奋、混乱、失望感、羞耻感、失眠、妄想、错觉幻觉、说话急促、狂躁等。

3.产褥期产妇心理障碍的原因　目前对产后发生心理障碍的真正原因尚不清楚,认为可能与下列因素有关:

(1)生物学因素:产后 24 小时体内激素水平急剧变化,目前对雌激素和孕激素研究较多,认为雌孕激素水平的降低严重影响了产妇的情绪,这与雌孕激素具有稳定精神神经的作用有关。

(2)社会心理因素:产妇对婴儿的期待,对即将承担母亲角色尚不适应,对照料婴儿的一切事物都需从头学起,这些都对产妇造成心理压力,导致情绪紊乱;存在重男轻女思想的产妇,生了女婴后感到失望,担心受到婆母和丈夫的歧视,有的产妇分娩的婴儿有生理缺陷或意外死亡心情沮丧,觉得对不起家人,有强烈的自卑感。

(3)个体心理因素:家族遗传使得产妇对某些心理障碍疾病具有易感性,自我为中心或成熟度不高,敏感、好强、认真和固执的性格特征会加重产后心理的不稳定状况。

(4)产褥期的不适症状:包括子宫复原不全、产褥热、妊娠高血压综合征后遗症、尿潴留等。

(二)产褥期心理保健

1. 加强围生期健康教育　积极开展生殖健康教育,改变传统的生育观,给产妇心理上的安慰和支持,使产妇保持良好的心情度过产褥期。

2. 改变服务理念　变被动服务为主动服务,实施人性化关怀,教会产妇如何护理婴儿,营造一个和谐、温馨的家庭环境,缓解产妇紧张心理,满足其身心需求,利于产后康复。

3. 注意劳逸结合、饮食合理搭配　良好的睡眠、正确的哺乳方式和合理的营养,是保证新母亲心情愉悦,避免产褥期抑郁症发生的基本保证。

4. 科学指导母乳喂养。

5. 对产妇的心理做正确的评估　陪伴者应学习相关的心理知识,能够及时识别和正确评估产妇的心理状态,给予积极引导,帮助产妇完成心理调适。

6. 改善休息环境　产妇休息、哺乳都需要一个良好的环境,居室要安静、整洁、空气新鲜、温度适宜,夏季保持室内温度为22～24℃。冬季保持室内温度为20～22℃。每天开窗通风,可先将产妇和婴儿送到另一间屋子,然后通风,每次30分钟,上、下午各一次。新鲜空气有助于消除疲劳、精神清爽,易于恢复健康。

7. 合理指导康复运动　产后早期运动和形体训练对产妇形体恢复有很大影响。陪伴者应掌握产后康复训练知识和技能,对产妇进行合理指导,能满足产妇的心理需求。

第二节 产后抑郁症

一、产后抑郁症的定义

产后抑郁症是指产妇在分娩后出现抑郁、悲伤、沮丧、哭泣、易激怒、烦躁等一系列症状为特征的心理障碍，是产褥期精神病中最常见的一种类型。通常在产后 2 周出现，其病因不明，可能与遗传、心理、分娩及社会因素有关。

二、产后抑郁症的原因

抑郁症影响产妇产后的正常生活，也是现代社会中的一种高发疾病，对产妇的身心健康影响很大，其产生的原因主要包括以下几点：

（一）遗传因素

如果家庭中有抑郁症的患者，那么家庭成员患此病的危险性较高，这可能是遗传导致了抑郁症易感性升高。其中双相抑郁症的遗传性更高。然而，并非有抑郁症家族史的人都会得抑郁症，而且并非得了抑郁症的人都有家族史，这表明遗传并非是唯一决定性的患病因素。

（二）生物化学因素

证据表明，脑内生化物质的紊乱是抑郁症发病的重要因素。现在已知抑郁症患者脑内有多种神经递质出现了紊乱，抑郁症患者的睡眠模式与正常人截然不同。另外，特定的药物能导致或加重抑郁症，有些激素具有改变情绪的作用，这也是抑郁症的原因。

（三）环境因素和应激

人际关系紧张、经济困难或生活方式的巨大变化，这些都会促发抑郁症。有时抑郁的发生与躯体疾病有关，某些严重的躯体疾病，如脑卒中、心脏病发作、激素紊乱等常常引发抑郁症，并使原来的疾病加重。另外，抑郁症患者中有 1/3 的人有药物滥用的问题。

（四）性格因素

有下列性格特征的人容易患上抑郁症：遇事悲观、自信心差、对生活事件把握性差，过分担心。这些性格特点会使心理应激事件的刺激加重，并干扰个人对事件的处理。这些性格特征多是在儿童少年时期养成的，这个时期的精神创伤影响很大。

（五）产后增加抑郁的危险因素

1. 产妇或家庭有经前期综合征和经期经历经前期烦躁不安的紊乱史。

2. 产妇或家庭有抑郁症病史（特别是产后抑郁）。

3. 新父母单独生活。

4. 有限的社会支持和有限的专业心理咨询。

5. 子女越多，以后怀孕患抑郁症的可能性越大。

6. 不良婚姻关系、家庭纠纷等婚姻冲突或其他意外生活事件。

7. 对怀孕的不确定性。

8. 在怀孕期有抑郁史。

9. 怀孕时年龄越小，危险性越高。

10. 围生期母婴合并症和贫穷等。

三、易患产后抑郁症的产妇类型

（一）有完美主义性格的产妇

有完美主义性格的女性对产后当母亲的期望过高而难以实现，而且在遇到困难的时候不愿意寻求帮助，所以她们可能会无法适应当一个母亲。而且如果丈夫很少一起照顾婴儿或者女性缺少丈夫在精神上的支持，她们就会觉得有巨大的压力，易出现产后抑郁症的情况。

（二）高学历产妇

高学历女性普遍晚婚、晚育，由于长期的学习经历，相较于同龄人群，她们的日常生活相对单一、交友范围相对窄。在生产完后身体激素紊乱，有情绪时疏导途径较少，容易在心底造成积压，进而诱发产后抑郁。

（三）怀孕期间情绪波动的产妇

怀孕期间有过如搬家、亲朋离世或者战争等严重事件造成的情绪波动，都会使孕妇更容易产生产后抑郁症。

（四）高龄初产妇

高龄初产妇往往是第一次怀孕，常常会过度担心因高龄发生不测，尤其是快要临产的时候。从临床来看，初产妇年龄越大，紧张、恐惧、抑郁和焦虑的比例和程度越高。再加上高龄产妇妊娠期并发症以及合并症发生率高，剖宫产率高，都会极大地增加她们的心理负担。而研究显示，孕妇心理压力可影响到婴儿健康，使不良妊娠的发生率明显增高。

四、产后抑郁症的临床表现

产妇在产后由于生理、心理方面出现了变化。使得产妇对于婴儿、生活出现恐慌。如果不能及时治疗，会对婴儿和产妇自身造成严重伤害。

1. 情绪方面　常感到心情压抑、沮丧、情绪淡漠，行为表现为孤独、害羞、伤心、流泪，甚至焦虑、恐惧、易怒，每到夜间加重。

2. 自我评价降低　自暴自弃、自责、自罪或表现对身边的人充满敌意、戒心，与家人、丈夫关系不协调。

3. 创造性思维受损　主动性降低，行为上反应迟钝，注意力难以集中，工作效率和处理事物的能力下降。

4. 对生活缺乏信心　觉得生活无意义，出现厌食、睡眠障碍、易疲倦、性欲减退，还可能伴有一些躯体症状，如头昏头痛、恶心、胃部灼烧、便秘、心率加快、泌乳减少等。病情严重者甚至绝望，出现自杀或杀婴的倾向，有时陷于错乱或昏睡状态。

五、产后抑郁症的危害

（一）对婴儿的危害

1. 母婴连接障碍　产后抑郁症的危害和后果是不容忽视

的，因此，当产妇出现异常情绪时，产妇自己和其家人都应引起警惕，及早预防产后抑郁症的发生，如有必要，可找相关专家求助。产后抑郁症可造成母婴连接障碍，母婴连接是指母亲和婴儿间的情绪纽带，它取决于一些因素，包括母婴间躯体接触、婴儿的行为和母亲的情绪反应等。这种情感障碍往往会对婴儿造成不良影响。研究表明，母婴连接不良时母亲可能拒绝照护婴儿，令婴儿发生损伤，并妨碍婴儿的正常发育生长。

2. 婴儿认知能力的下降　对早期婴儿的不良影响表现为会令婴儿在出生后头 3 个月出现行为困难，婴儿较为紧张，较少满足，易疲惫，而且动作发展不良。对后期婴儿（12～19 个月）的影响，研究表明，母亲的产后抑郁症与婴儿的认知能力和婴儿的性格发展相关。

母亲产后抑郁症的严重程度与婴儿的不良精神和运动发展成正比，在产后第一年有抑郁症的母亲，她的孩子的能力指数和认知指数均显著低于健康妇女的孩子。基于产后抑郁症对母亲和婴儿的不良影响，此症一旦诊断成立就应开始治疗。这不仅可避免母亲病情加重甚至向产后精神病发展，也可使婴儿尽早地感受到母亲的慈爱和温暖，健康快乐地成长。

（二）对产妇免疫系统的影响

当产后抑郁症出现时，自主神经系统就会紊乱，进而免疫系统的功能发生紊乱，从而出现各种顽固性疾病：①慢性咽喉炎、口腔溃疡；②肠易激综合征、结肠炎、慢性胃炎；③神经性头痛、头晕、头昏、失眠、多梦；④抑郁、焦虑、恐惧、强迫、疑病症；⑤多汗、虚汗、盗汗、怕冷、怕风；⑥心脏神经官能症、胃神经官能症；⑦颈部肌肉僵硬、关节游走性疼痛、患肢痛；⑧记忆差、反应迟钝、神经衰弱；⑨易感冒、免疫力低下。

产后抑郁症患者并不是有以上所有的症状，有的一种，有的几种。

六、产后抑郁症的自测方法

以下是产后抑郁症最常见的几个症状，如果出现以下症状，并且持续时间超过 2 周，就应该去寻求专业帮助。

1．白天情绪低落，夜晚情绪高涨，呈现昼夜颠倒的现象。

2．几乎对所有事物失去兴趣，感觉到生活无趣无味，活着等于受罪。

3．食欲大增或大减，产妇体重增减变化较大。

4．睡眠不佳或严重失眠，因此白天昏昏欲睡。

5．精神焦虑不安或呆滞，常为一点小事而恼怒，或者几天不言不语、不吃不喝。

6．身体异常疲劳或虚弱状态。

7．思想不能集中，语言表达紊乱，缺乏逻辑性和综合判断能力。

8．有明显的自卑感，常常不由自主地过度自责，对任何事都缺乏自信。

9．有反复自杀的意念或企图。

测试结果解析：

第一种情况：如果这 9 道题的答案，有 5 条答"是"，且这种状态持续 2 周，那高度怀疑是产后抑郁症。研究显示，50%～75% 的女性都将随着婴儿的出生经历一段产后抑郁，多数女性征兆不明显或转瞬即逝，出现一段不稳定情绪，比如莫名的哭泣或心绪欠佳。10%～15% 的新母亲这种情况表现得尤为强烈。

第二种情况：如果这 9 道题的答案只有 1 条答"是"，但每天都出现，也应该警惕产后抑郁症。

第三种情况：如果不满足以上两种情况，但又感到有些情绪低落，就很可能是产后忧郁症。

七、产后抑郁症的诊断

对产后抑郁症目前尚无特异的实验室指标和统一的诊断标准，多依据各种症状自评量表，以相应的评分结果来判定。1994 年美国精神病学会在《精神疾病的诊断与统计手册》一书中制定的"产褥期抑郁症的诊断标准"为目前比较明确的诊断标准：在产后 2 周内出现下列症状中的 4 条或 4 条以上，但至少有一条为情绪抑郁或缺乏兴趣或愉悦：

1. 情绪抑郁。

2. 对全部或大多数活动明显地缺乏兴趣或愉悦。

3. 体重显著下降或增加。

4. 失眠或睡眠过度。

5. 精神运动性兴奋或阻滞。

6. 疲劳或乏力。

7. 遇事皆感毫无意义或有自责感。

8. 思维力减退或注意力涣散。

9. 反复出现死亡的想法。

八、产后抑郁症的治疗

（一）正确认识产后抑郁症

多数的产妇在分娩之后都会经历一段"情绪低潮期"。这是由于生理和心理因素造成的产后心理疾患，只有深入了解这一疾病才能及早防范，将产后抑郁症的伤害减到最小。

1. 产后抑郁症会在分娩后的 1 年内随时发作。

2. 产后抑郁症不会使任何女性变成失职的母亲。

3. 患上产后抑郁症，不是任何人的错。

4. 尽管补充睡眠对产后抑郁症的患者来说很重要，但是，单单睡眠不能治愈产后抑郁症。

5. "婴儿综合征"会大概持续 4 周，并自动痊愈。但产后抑郁症和其他疾病一样，不经过治疗几乎是不能痊愈的。

6. 产后抑郁症和产后精神病不同。产后精神病患者会对生命造成威胁，她们可能会自虐或者虐儿。如果产妇感到有这种心理倾向，那么就应立刻向家人和医生寻求帮助。

7. 不能从一个人的外表就看出产妇是否患有产后抑郁。产后抑郁症的患者或许看起来与常人无异，她可能会努力使自己看起来很光鲜，并化妆，通过对外表做修饰来转移内心的痛苦。

8. 调查发现, 婴儿从母乳中吃到抗抑郁类药物的可能性很小。当产后抑郁症患者需要服用抗抑郁药物的时候, 医生会很小心地选择药物, 避免对婴儿造成伤害。

9. 怀孕或者有分娩经验并不能保证妇女不会患上抑郁症。换而言之, 怀孕不会帮助妇女抵抗抑郁症, 而事实上, 正在怀孕的妇女更可能会感到压抑。

产后抑郁症并非女性的专利, 对于有新生儿的家庭来说, 新爸妈都可能被产后抑郁症缠上。这时, 增进夫妻间的感情交流, 有利于产妇和丈夫自信面对家庭巨大变化, 相互扶持, 从容应对产后心理危机。

(二) 产妇的自我心理调适

怀孕和生产过程本来就会给产妇带来生理上和心理上的巨大变化, 而生产时的血腥场面, 无疑会给产妇心理上带来恐惧和压力。这些不良情绪, 再加上产后体虚气弱的身体状况, 就构成了产后抑郁症的主要诱因。因此要从产妇的心理根源上消除抑郁心结, 平复产妇的情绪, 让产妇将精力更多地转移到对婴儿的照料和疼爱上, 这对消除产后抑郁心理十分有效。

1. 一怀孕即开始进入母亲角色　通过阅读书刊、讲座、观摩等途径, 学习育儿知识和技能, 如喂奶、洗澡、换尿布、抱婴儿等。同时还要对儿童正常的生长发育规律、常见疾病防治及安全防范有一些了解, 并对意外有心理准备。

2. 对产后情绪变化多一些了解　在孕期与丈夫一起向医生咨询, 阅读有关书刊或去孕妇学校学习, 对产后抑郁症多一些了解, 做好心理准备, 积极应对产后容易出现的不稳定情绪。

3. 孕期坚持运动以提高体质　常坐办公室的孕妇, 最好每天参加一些适宜的有氧运动, 锻炼心肺功能, 为分娩、产后照料婴儿及身体在产后尽早康复进行体能储备, 以便适应繁忙的母亲角色。

4. 产后不要过多打扰　产后要充分睡眠和休息, 过度困乏直接影响产妇的情绪。尽量减少不必要的打扰, 特别是亲朋好友的探视。同时,产妇的精神状态很不稳定,要避免各种精神刺激,尤其是敏感问题,如婴儿性别、体形恢复及经济负担加重等。

5. 尽情投入享受运动有助振奋精神　产后多做运动,特别是在心情不好时。最好选择自己能够尽情投入的享受运动,这样有助于释放不良情绪,让自己的精神振奋起来。

6. 帮助产妇认同母亲角色　产妇要运用母亲角色,关心、爱护、触摸婴儿,与婴儿进行情感交流,积极采取母乳喂养;与其他产妇多进行交流和沟通,相互鼓励,消除自认为无能的心态。

7. 最好在娘家坐月子　在娘家坐月子,熟悉的环境、至爱的亲人、全无二致的生活习惯,可帮助产妇化解照料婴儿的无措感,并能理解她们的身体痛苦和内心烦恼。

8. 不要把自己完全闭锁在家里　如果身体没有不舒服,天气较好时可带婴儿外出散步,呼吸新鲜空气,让心情适度放松,最好能与好友们在一起,安全度过心理危机。

9. 及时释放不良情绪　情绪沮丧时,可借助一些方式排遣,如和丈夫一起出去吃晚餐或看电影,和好朋友一起吃饭聊天;不要勉强自己做不愿做的事,不要对自己要求过高,降低期望值;把自己的担心说出来,让别人帮助化解;与其他产妇分享带婴儿的感受;可以打扮一下自己,愉悦心情;去做形体锻炼,及早恢复身材;经常放松自己,如读书、洗澡、听音乐等。

10. 必要时寻求专业人员帮助　沮丧情绪持续存在或加重时,尽快寻求专业人士帮助,进行药物和心理方面的治疗和疏导,控制抑郁情绪发展。

（三）家人的关怀

产妇出现抑郁心理,在很大程度上,与没有做好照顾婴儿的思想准备有关。照料婴儿是件劳心劳力的事情,也是容易加重产妇抑郁症状的诱因。这时如果家人能够把产妇从照料婴儿的这一重担中解放出来,让产妇能够得到充分休息,是缓解产妇抑郁症状十分重要的环节。另一方面,不论是产后抑郁症还是其他疾病，来自亲人的关怀和鼓励永远都是慰藉产妇心灵的良药。丈夫要多体谅产妇情绪变化，帮助照料婴儿并做家务，当妻子出现情绪沮丧时，丈夫多给予同情、支持、爱护和谅解，避免争吵。同时积极分担家务，多帮助照顾婴儿，主动给婴儿洗澡、换尿布，婴儿夜里经常会哭闹，丈夫应该与母子同住，帮助照料，避免产妇产生委屈情绪。在饮食及哺乳方面，多征求妻子的意见。

良好的家庭氛围，有利于家庭各成员角色的获得，有利于建立多种亲情关系，家庭成员除在生活上关心、体贴产妇外，还要有同情心，倾听其倾诉，帮助解决实际问题，使其从心理上树立信心，消除苦闷心境，感受到自己在社会中的地位，在家庭中及家人心目中的地位。

（四）产后抑郁症的专业护理方法

产后抑郁症也叫产后忧郁症，是女性在生产婴儿之后由生理和心理因素造成的抑郁症，症状有紧张、疑虑、内疚、恐惧等，极少数严重的会有绝望、离家出走、伤害婴儿或自杀的想法和行动。产后抑郁症不仅对产妇会造成危害，还会对婴儿及家庭产生严重的后果。因此，在积极治疗的同时对产妇的护理也是至关重要的。

1. 创造安静，舒适的环境　产妇经历阵痛、分娩，体力和精力消耗巨大，产后需要有充分的睡眠和休息。应加强护理工作的效率，治疗、护理时间要相对集中，减少不必要的打扰，落实陪伴制度特别是亲朋好友的探视。过度的困乏直接影响产妇的情绪，产后是产妇精神状态最不稳定的时期，各种精神刺激都易激惹，尤其是敏感问题，比如婴儿的性别、产妇体形的恢复，婴儿将加重经济负担等，应尽可能地避免。

2. 加强孕产期的健康保健，使其安全度过围生期　产妇对自身健康状态的认识及分娩知识的了解与产后抑郁症发生有关。在妊娠早期，护理人员可以给孕妇提供现阶段母儿的生理、生长发育的变化和相应保健措施；在妊娠晚期，可以向产妇提供与分娩有关的知识，帮助产妇了解分娩过程，同时教给产妇一些分娩过程中的放松技术，以减轻其对分娩过程的紧张、恐惧心理；在分娩期，医护人员应严密观察产程的进展，及时给予鼓励和帮助，积极处理异常情况，分散产妇的注意力，设法减轻分娩的疼痛，消除不良的躯体和精神刺激。

3. 适时实施心理护理，保证良好的家庭、社会氛围　积极开展孕产妇的心理卫生保健，了解孕产妇的心理状态、个性特征、既往病史，尤其是分娩前后心理状态的变化，根据不同的情况，运用医学心理学、社会学知识，采取不同的干预措施，解除致病的心理因素，减轻心理负担，增强自信心。对于有不良心理的孕妇，给予相应的心理指导，减少或避免精神刺激；对既往有精神异常病史或抑郁症家族史的孕妇，定期请心理卫生专业人员进行观察，指导其充分休息，避免劳累过度和长时间的心理负担；对有焦虑症状、易紧张且存在抑郁症高危因素的孕产妇，提供更多的帮助，运用放松治疗，树立正确认识事物和处理问题的态度，提高心理素质；对有重男轻女的传统封建观念较严重家庭，积极宣传男女平等的意义，使宣传教育深入家庭。同时，运用语言交流技巧，充分发挥社会支持系统的作用，可以运用暗示、引导、制造温馨气氛等技巧，增进夫妻、婆媳关系，促使家人尤其是丈夫经常关心安抚孕产妇，让孕产妇时刻感到家庭的温暖，消除焦虑、抑郁情绪，降低产后抑郁症的发生率。

4. 关注产褥早期产妇身心变化，及时处理先兆症状　产后 1 周是产后忧郁的高发期，产后 6 周是产后抑郁症的高发期。所以，应创造一个轻松和谐而又温馨的产后休养环境。针对产妇产后心理脆弱、易受暗示影响和依赖性强的特点，医护人员要尊重产妇，态度和蔼热情，细心关怀，提高产妇喂养和照顾婴儿的自信心，减轻产妇的心理负担。在产妇出院前，掌握产妇的机体、生理等恢复情况，了解产妇的心理变化，取得家属的理解和帮助。同时做好必要的健康教育工作，如让其了解生殖器官恢复状况的变化以及可能出现的异常情况、产后母儿检查的时间和地点、婴幼儿可能出现的问题以及求助的方法和对策等,尽可能地减轻照顾婴儿的压力,避免诱发产后忧郁发生的因素,保障产妇的身心健康。

5. 积极配合医院的治疗和护理　某些需要服药治疗的产妇,由于性情的改变和对自己信心的丧失而拒绝治疗。此时家人及医务人员要耐心向产妇解释疾病的缘由,服药的目的。而不能漠不关心,对产妇发脾气,这样会起反作用,使产妇更加焦虑抑郁。

6. 加强产妇产后的生活护理　要注重生活护理。加强产妇自身的清洁卫生、会阴或腹部伤口的护理,避免产褥感染。某些产妇由于需要服用药物暂不能喂养婴儿,应注重乳房护理,以防乳腺炎等疾病的发生,加重产妇的痛苦。

7. 提供舒适安全的修养环境,经常和产妇谈话进行良好的心理沟通　如果产妇处于抑郁状态,无法控制自己的情绪,觉得自己什么都不好,产生罪恶和无助感。此时家人及医务人员要使用一些鼓励及劝导的语言,不厌其烦地对产妇进行心灵上的开导,使产妇觉得自己在社会上还有价值,感觉到身边的人都在关心帮助她,使其增强战胜疾病的信心,重新树立照顾婴儿和哺乳婴儿的信心,逐渐促进母子感情。并鼓励产妇积极参加一些适当的户外活动,如散步等。多和外人交谈接触也有助于疾病的改善。

(五)中医调理

在中医调理方面可以用人参须、党参、黄芪等以开水冲泡饮用,或将甘草、小麦、红枣、红糖同煮成开水一般,不时饮用亦可。有忧郁倾向的孕产妇可多吃些甘甜的食物,如红枣、黑枣、龙眼、红糖、葡萄干等。另可每天饮用药草茶,预防产后忧郁症。以下介绍几种药草茶,但需在医生指导下饮用。

1. 玫瑰解郁茶　适用:疏肝解郁,调理睡眠。材料:玫瑰花10g。做法:冲入500ml热开水,代茶饮。

2. 桂圆百愉茶　适用:产后心神不宁、失眠者。材料:百合40g、莲子20g、龙眼肉30g。做法:以1 000ml水煮沸5分钟后即可饮用。

3. 麦枣宁心茶　适用：益气安神，缓解产后神经衰弱、情绪不佳。材料：红枣 12 粒、甘草 6g、浮小麦 3g、黑糖适量。做法：材料洗净以 600ml 水同煮，水煮沸 5 分钟，去渣添加黑糖饮用。

4. 五味枸杞茶　适用：滋肾阴、助肾阳，是养生补益妙饮。材料：醋炙五味子 5g，枸杞子 10g，白糖适量。做法：五味子和剪碎的枸杞子放入瓷杯中，以沸水冲泡，温浸片刻添加白糖搅匀，即可饮用。

（六）产后抑郁症的饮食调节

治疗产后抑郁症饮食的调养也是必不可少的。食物中所含的维生素和氨基酸可以帮助恢复人体精神方面的健康，正确科学的食养可以很好地调节产妇的情绪，选对食物可以起到提神、安抚情绪、改善产妇抑郁和焦虑的症状的作用。食养对于产妇的身心健康非常的重要，应尽可能多地摄取含有丰富的 B 族维生素、维生素 C、矿物质如镁、锌的食物。

1. 深海鱼　深海鱼中一般都含有非常丰富的鱼油及 Omega-3 脂肪酸，海鱼中的 Omega-3 脂肪酸与常用的抗抑郁药的作用非常相像，可以很好地阻断神经传导路径，同时还可以增加血清素的分泌量，缓解产妇紧张的情绪，这样就可以明显地舒解抑郁症状，包括焦虑、睡眠问题、沮丧等。

2. 富含 B 族维生素类的食物　鸡蛋、酵母粉、深绿色蔬菜、牛奶、优质肉类、谷类、南瓜子、芝麻都富含 B 族维生素。B 族维生素是维持人体内神经系统的健康，及构成脑神经传导物质的必需物质。它可以有效地减轻情绪波动，有效预防产妇疲劳、食欲减退、抑郁等症状。

3. 富含钾离子的食物　香蕉、瘦肉、坚果类、绿色蔬菜、番茄、梨富含钾离子，钾离子有稳定血压、情绪等作用。香蕉中含有的生物碱可以振奋人的精神、提高人的信心。而且香蕉是人体内色氨酸和维生素 B 的来源，这些物质可以帮助大脑制造出更多的血清素。

4. 富含维生素 C 的食物　新鲜蔬果、葡萄籽、柑橘类、木瓜、香瓜、葡萄柚中含有非常丰富的维生素 C。维生素 C 具有消除紧张、安神、静心等作用，可以帮助维持红细胞的浓度，使身体变得更有抵抗力，还可以起到抗压的作用。最重要的是，在制造多巴胺、肾上腺素时，维生素C是非常重要的成分之一。

5. 富含镁离子的食物　空心菜、菠菜、豌豆、红豆中含有非常丰富的镁，镁具有很好的帮助放松神经等作用。

第六章　产褥后期产妇的身体恢复

第一节　产后运动及形体恢复

正常分娩后应鼓励产妇尽早下床，对体力恢复有益，经阴道自然分娩的产妇，产后6～12小时内即可起床轻微活动，于产后第2天可在室内随意走动，按时做产后健身操。行会阴后侧切开或剖宫产的产妇，可适当推迟活动时间，鼓励产妇床上适当活动，预防下肢静脉血栓的形成，在床上可做踝泵运动。待拆线后伤口不感觉疼痛时，也应做产后健身操，由于产妇产后盆底肌肉松弛，应避免负重劳动或蹲位活动，以防止子宫脱垂。

产后健身操：

第一节　深呼吸运动。仰卧全身放松，双手放在腹部，深吸气，腹部肌肉尽量收缩，腹壁下陷，坚持3～5秒，然后缓慢呼气，尽量放松。

第二节　缩宫运动。仰卧全身放松，双手放在腹部，吸气时收缩肛门括约肌，呼气时尽量放松，重复8～16次（图6-1）。

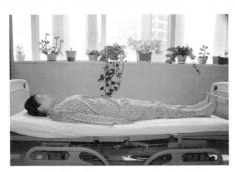

图6-1　缩宫运动

第三节 上肢运动/乳部运动。吸气同时双手臂向左右两侧伸直；呼气同时上举直到双掌合十；吸气同时向后举过头，拇指朝下触床；呼气同时双手掌向两侧打开，手心朝上，手背贴床，重复8～16次（图6-2）。

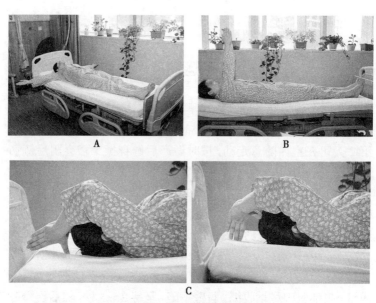

图6-2 上肢运动/乳部运动

第四节 颈部运动/抬头运动。吸气时下巴尽量上抬，呼气时下巴尽量向胸部靠拢，重复8～12次（图6-3）。

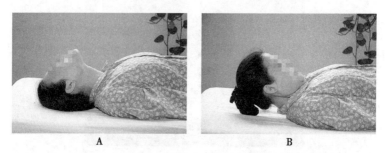

图6-3 颈部运动/抬头运动

第五节 下肢屈伸运动/臀部运动。吸气同时将一下肢向腹部屈曲，尽量使大腿靠近腹部，小腿贴近臀部，呼气同时伸直腿放平，两腿各8～16次（图6-4）。

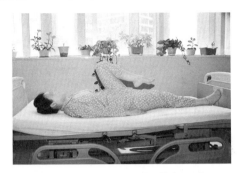

图6-4 下肢屈伸运动/臀部运动

第六节 下肢伸举运动。将一条腿举高，脚尖伸直，膝部保持平直，然后将腿慢慢放下，再换另一条腿举高，如此交替操作8～16次，再将双腿同时抬高放平，重复8～16次（图6-5）。

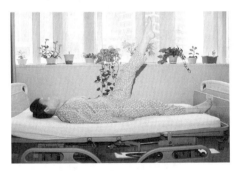

图6-5 下肢伸举运动

第七节 腰背运动/产道收缩运动。双腿张开与肩同宽，屈膝收腿（小腿与床面垂直成直角）；臀部，身体完全用脚踝与肩部支撑着；双膝靠拢紧缩臀部和阴道肌肉，可重复8～16次（图6-6）。

第八节 子宫收缩运动。跪姿成俯卧状，两膝分开与身体同宽，腰部伸直，胸部下伏至床面，腿部与平面呈垂直（膝胸卧位）（图6-7）。

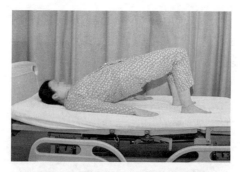

图6-6 腰背运动/产道收缩运动

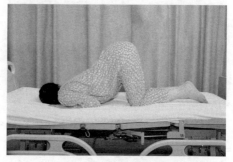

图6-7 子宫收缩运动

第九节 全身运动。跪姿,以臂支撑床面,左右腿交替向背部高举,头上仰重复8～16次(图6-8)。

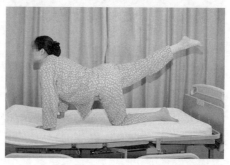

图6-8 全身运动

第十节 腹部运动/仰卧起坐。平卧,两腿伸直,两手平伸于身体前方,坐起、躺下8～16次(图6-9)。

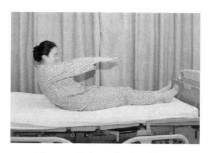

图 6-9 腹部运动 / 仰卧起坐

第十一节 踝泵运动

1. 脚向上勾，让脚尖尽量朝向自己（图 6-10）。

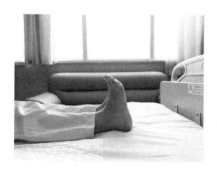

图 6-10 踝泵运动

2. 让脚尖尽量向下压（图 6-11）。

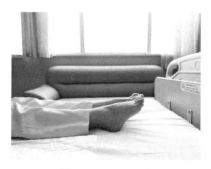

图 6-11 踝泵运动

3. 以踝关节为中心，脚趾做 360° 环绕（图6-12）。

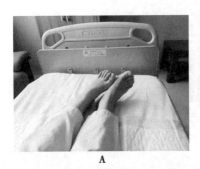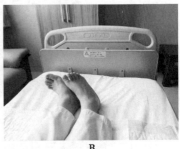

A

B

图6-12　踝泵运动

第二节　产后妇女盆底肌的评估与功能锻炼

盆底是多层肌群、韧带、筋膜及神经等组成，以保持直肠、膀胱、子宫等盆腔器官处于正常的位置。盆底功能障碍性疾病是由各种病因致盆底支持结构薄弱，引起盆腔内器官移位和功能异常。

流行病学调查显示，盆底功能障碍性疾病的发病率随妇女年龄增大而增加，我国 37.8%～45.2% 的已婚已育的妇女均伴有不同程度的盆底功能障碍性疾病。妊娠、肥胖、年龄、尿路感染及盆腔手术等与产妇发病密切相关，其中分娩造成的盆底支持结构的损伤是产妇发病的主要原因。

一、产后妇女盆底肌功能障碍常见问题

盆腔器官脱垂、压力性尿失禁、阴道壁膨隆及性功能障碍等。

二、盆底肌力评估

采用气囊法测定产妇盆底肌肌力（表6-1）。

表 6-1　盆底肌肌力评估

盆底肌肌力	临床表现
0 级	测试不能感觉到阴道肌肉收缩
Ⅰ级	阴道肌肉可以进行轻微收缩
Ⅱ级	阴道肌肉可持续收缩 2 秒,并能重复完成 2 次
Ⅲ级	阴道肌肉收缩可持续时间 3 秒,并能够完成 3 次
Ⅳ级	阴道肌肉收缩有力,可持续 4 秒,能够重复 4 次
Ⅴ级	阴道肌肉收缩持续时间≥5 秒,并能够重复完成 5 次以上

三、盆底肌锻炼方法

1. 凯格尔(Kegel)运动　凯格尔运动是 1948 年美国妇科医生阿诺德·凯格尔博士发明的盆底肌肉锻炼方法,是通过有意识对盆底肌群进行主动性的收缩训练,以唤醒产妇受损的盆底神经肌群,增加盆底肌群的弹性和肌力,使盆底肌群的功能逐步得以恢复。

开始时间:阴道分娩者产后 24 小时、剖宫产者产后 72 小时,开始进行盆底肌肉训练。

训练方法:推荐每天早晚各做 1 次盆底肌肉训练,每次训练包括快速收缩和持续收缩 2 种方式。快速收缩指收缩 1 秒和放松 1 秒为 1 个动作,每组 5 个动作,每次 20 组;产妇取仰卧位,动作要点为尽力收缩并提起肛门、会阴及尿道,在控制盆底肌肉收缩的同时,避免腹部、臀部和大腿肌肉收缩。指导产妇可以与呼吸相配合,吸气时收缩肛门周围肌肉,维持 5～10 秒,呼气时放松(图 6-13)。配合桥式运动(图 6-14),增强效果。

2. 盆底电刺激　通过调节置于直肠或阴道内的电极而给予不同参数电刺激,刺激盆底神经和肌群,使盆底肌群被动收缩,增强盆底肌肉的弹性和收缩强度,同时也可抑制膀胱兴奋,从而达到锻炼盆底肌力,治疗尿失禁的目的。

3. 生物反馈治疗　通过置于产妇阴道内的压力探头直接监测压力,通过计算机系统将盆底肌的收缩压力信号以声音、影像等形式反馈给产妇,使产妇有意识地进行以提肛肌为主的盆底肌群收缩和舒张,通过反复、自主及有节律地收缩尿道口、肛周及阴道周围的肌肉,来增加盆底肌群的收缩力和紧张度。

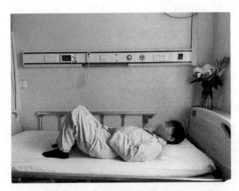

图6-13　盆底肌训练方法

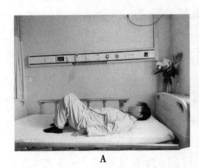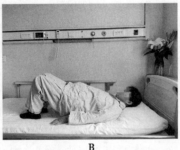

A　　　　　　　　　　B

图6-14　盆底肌训练配合桥式运动

4.产后健身操　产后健身操可促进腹壁、盆底肌肉张力的恢复,避免腹壁皮肤过度松弛,预防尿失禁、膀胱直肠膨出及子宫脱垂。根据产妇的情况,运动量由小到大,由弱到强循序渐进练习。一般在产后第2天开始,每1～2天增加1节,每节做8～16次。出院后继续做产后健身操直至产后6周(详见第一节)。

第七章　产褥期常见传染病的家庭防护

第一节　传染病的基本知识

感染性疾病包括一切感染因子即细菌、病毒、寄生虫等生物所致的疾病，也包含一部分具有传播性的传染性疾病。

正常人体表面约有 10^{12} 个细菌，口腔内有 10^{10} 个细菌，这些细菌处于平衡状态，不仅不致病还可抵抗其他细菌的入侵，这类称之为人体的正常菌群。这些菌群大多与宿主维持共生或共栖状态，一般不致病，但无致病性并不是绝对的。当宿主免疫防御机制受到干扰或损害时，或由于外因移位到另一部位时，如本来处于上呼吸道的细菌由于气管插管移位到下呼吸道，即引起宿主发生免疫应答，导致宿主或轻或重的炎症反应，这类一般不具有传染性。

传染病的病原体大多数有特异性，少数传染病的病原体至今仍不太明确，原来认为没有致病性的微生物，现在已明确可引起播散，甚至引发暴发流行。传染病的病原体大多有特定的侵犯部位，在机体内增殖、播散有阶段的规律性。根据这些规律进行分离或检测，有助于及早发现病原体并证实其性质。大多数传染病都是由感染而获得，并可以传播给他人。就个体而言，除病原体的侵袭力、致病性的强弱外，宿主是否存在、传播媒介是否具备、机体内外是否适当等，是决定传染病能否持续传播的重要条件。

一、感染源的三个环节

感染是病原微生物通过一定途径侵入易感宿主体内，或患者自身某一部分原有菌群通过移位进入另一部位生长、繁殖而引起的病理变化。感染的发生必须具备 3 个基本条件：感染源、传播途径和易感宿主，这三个环节共同组成感染链。感染链缺少任何一个环节，感染就不可能发生。

1.感染源　分为外源性和内源性。外源性感染可来自患者（包括确诊患者、潜伏期患者及带菌者）、家属及探视人员、污染的环境、使用的器械物品等；内源性感染可来自自身特定部位如胃肠道、呼吸道、皮肤等的正常菌群。传染病的感染源一般为外源性。

2.传播途径　病原微生物可通过多种途径和方式从感染源传播到新宿主。内源性感染微生物常通过转移或移位途径进行传播，外源性感染微生物扩散方式为接触、空气、飞沫传播。

3.易感人群　是指对某种感染性疾病缺乏免疫力而容易感染的人群。人群的易感性主要取决于病原体的致病性（毒性）、宿主防御功能的强弱（免疫力）及环境条件（传播方式）三个要素。

二、传染病的四个阶段

传染病的病程发展都有明显的阶段性，这是传染病的共同规律，可分为 4 期。

1.潜伏期　自病原微生物进入人体到出现临床症状的这段时间称为潜伏期。不同传染病的潜伏期长短不一，从数小时到数十年。在这一时期内有些传染病即具有传染性。

2.前驱期　从潜伏期末到出现特异性临床症状前的这段时间，可称为前驱期。这段时间的长短取决于病原微生物的数量和毒性，但有些传染病可无前驱期。

3.发病期　传染病特异性的症状和体征出现的这段时间，此期持续时间长短不一。根据传染病的种类还可以把病程分为上升期、极期和缓解期等阶段。

4.恢复期　传染病特异性的症状和体征消失，进入组织修复阶段，此期精神、体力和食欲等逐渐恢复正常。

上述各期据患者个体差异不同，表现也不同，有些严格按照各期进程，有些表象不典型，进展很快或很慢。

第二节　传染病的家庭防护

传染病控制的基本方法是利用各种措施来阻止感染链的形成。即控制或消灭感染源、切断传播途径、保护易感人群，来达到阻断感染链的目的，防止传染病的传播。

一、传染病的传播方式

1. 空气传播　是指以空气为媒介，在空气中带有病原微生物的微粒子，微粒子大小为≤5μm，可以随气流流动，播散到较远的范围，而引起感染传播。实际中多见于可产生气溶胶的环境。常见的经空气传播的疾病，如肺结核、水痘、麻疹等。

2. 飞沫传播　经飞沫传播指带有病原微生物的飞沫核，在空气中短距离播散，而引起感染传播。飞沫核的大小一般>5μm，传播的距离一般为传染源1m内。经飞沫传播的疾病有百日咳、白喉、流行性感冒、病毒性腮腺炎、流行性脑脊髓膜炎等。

3. 接触传播　病原体通过手、媒介物直接或间接接触导致的传播。常见的经接触传播的疾病为病毒性肝炎、梅毒、艾滋病等。

二、隔离及防护措施

（一）设置隔离室

将传染病产妇或疑似传染病产妇与其他人隔离，安置于单独的房间内，并限制其他人员出入，降低其他人员被传染的概率。隔离室内只配备必要的设施，尽量减少放置物品的数量，以减少物品被污染的机会。空气传播的传染病要求房间的气流有一定的方向，健康者在隔离室内在上风向，使气流走向由健康者到产妇。传染病产妇或可疑传染病产妇应安置在单人隔离房间内。

（二）张贴隔离标识

在隔离室门外张贴不同隔离种类的标识，提醒进入隔离室的人员，在进入之前需要采取防护措施，穿戴相应的个人防护用品。我国规定空气传播的隔离标识为黄色，飞沫传播的隔离标识为粉色，接触传播的隔离标识为蓝色。

（三）穿戴个人防护用品

个人防护用品应符合国家相关标准，在有效期内使用。

1. 口罩的使用

（1）应根据不同的操作要求选用不同种类的口罩。

（2）一般诊疗活动，可佩戴纱布口罩或外科口罩。护理免疫功能低下产妇、进行体腔穿刺等操作时应戴外科口罩；接触经空气传播或近距离接触经飞沫传播的呼吸道传染病产妇时，应戴医用防护口罩。

（3）纱布口罩应保持清洁，每天更换、清洁与消毒，遇污染时及时更换。

（4）应正确佩戴口罩。只有佩戴方法正确，才能起到口罩应有的作用。

（5）外科口罩的佩戴方法

1）口罩罩住鼻、口及下巴，口罩下方带系于颈后，上方带系于头顶中部。

2）将双手指尖放在鼻夹上，从中间位置开始，用手指向内按压，并逐步向两侧移动，根据鼻梁形状塑造鼻夹。

3）调整系带的松紧度。

（6）医用防护口罩的佩戴方法

1）一手托住防护口罩，有鼻夹的一面背向外。

2）将防护口罩罩住鼻、口及下巴，鼻夹部位向上紧贴面部。

3）用另一只手将下方系带拉过头顶，放在颈后双耳下。

4）再将上方系带拉至头顶中部。

5）将双手指尖放在金属鼻夹上，从中间位置开始，用手指向内按鼻夹，并分别向两侧移动和按压，根据鼻梁的形状塑造鼻夹。

（7）摘口罩方法

1）不要接触口罩前面（污染面）。

2）先解开下面的系带，再解开上面的系带。

3）用手仅捏住口罩的系带丢至医疗废物容器内。

2. 护目镜、防护面罩的使用

（1）下列情况应使用护目镜或防护面罩

1）在进行诊疗、护理操作，可能发生产妇血液、体液、分泌物等喷溅时。

2）近距离接触经飞沫传播的传染病产妇时。

3）为呼吸道传染病产妇进行气管切开、气管插管等近距离操作，可能发生产妇的血液、体液、分泌物喷溅时，应使用全面型防护面罩。

（2）佩戴前应检查有无破损，佩戴装置有无松懈。每次使用后应清洁与消毒。

（3）佩戴护目镜或防护面罩：戴上护目镜或防护面罩，调节舒适度。

（4）摘护目镜或面罩：捏住靠近头部或耳朵的一边摘掉，放入回收或医疗废物容器内。

3. 手套的使用

（1）应根据不同操作的需要，选择合适种类和规格的手套。

（2）接触产妇的血液、体液、分泌物、排泄物、呕吐物及污染物品时，应戴清洁手套。

（3）进行无菌操作、接触产妇破损皮肤、黏膜时，应戴无菌手套。

（4）一次性手套应一次性使用。

（5）应正确戴脱无菌手套。

（6）戴无菌手套方法

1）打开手套包，一手掀起口袋的开口处。

2）另一手捏住手套翻折部分。

3）掀起另一只袋口，以戴着翻边内面，将手套戴好。

4）将手套的翻转处套在工作衣袖外面。

（7）脱手套的方法

1）用戴手套的手捏住另一只手套污染面的边缘将手套脱下。

2）戴手套的手握住脱下的手套，用脱下手套的手捏住另一只手套清洁面（内面）的边缘，将手套脱下。

3）用手捏住手套的里面丢至医疗废物容器内。

（8）戴手套注意事项

1）护理不同的产妇或新生儿应更换手套。

2）操作完成后脱去手套，应按规定程序与方法洗手，戴手套不能替代洗手，必要时进行手消毒。

3）操作时发现手套破损时，应及时更换。

4）戴无菌手套时，应防止手套污染。

4. 隔离衣与防护服的使用

（1）应根据诊疗工作的需要，选用隔离衣或防护服。隔离衣应后开口，能遮盖住全部衣服和外露的皮肤。

（2）下列情况应穿隔离衣

1）接触经接触传播的感染性疾病产妇如传染病产妇、多重耐药菌感染产妇等时。

2）对产妇实行保护性隔离时，如大面积烧伤产妇、骨髓移植产妇等产妇的诊疗、护理时。

3）可能受到产妇血液、体液、分泌物、排泄物喷溅时。

（3）下列情况应穿防护服

1）在接触甲类或按甲类传染病管理的传染病产妇时。

2）接触经空气传播或飞沫传播的传染病产妇，可能受到产妇血液、体液、分泌物、排泄物喷溅时。

（4）穿隔离衣方法

1）右手提衣领，左手伸入袖内，右手将衣领向上拉，露出左手。

2）换左手持衣领，右手伸入袖内，露出右手，勿触及面部。

3）两手持衣领，由领子中央顺着边缘向后系好颈带。

4）再扎好袖口。

5）将隔离衣一边（约在腰下 5cm）处渐向前拉，见到边缘捏住。

6）同法捏住另一侧边缘。

7）双手在背后将衣边对齐。

8）向一侧折叠，一手按住折叠处，另一手将腰带拉至背后折叠处。

9）将腰带在背后交叉，回到前面将带子系好。

（5）脱隔离衣方法

1）解开腰带，在前面打一活结。

2）解开袖带，塞入袖祥内，充分暴露双手，进行手消毒。

3）解开颈后带子。

4）右手伸入左手腕部袖内，拉下袖子过手。

5）用遮盖着的左手握住右手隔离衣袖子的外面，拉下右侧袖子。

6）双手转换逐渐从袖管中退出，脱下隔离衣。

7）左手握住领子，右手将隔离衣两边对齐，污染面向外悬挂污染区；如果悬挂污染区外，则污染面向里。

8）不再使用时，将脱下的隔离衣，污染面向内，卷成包裹状，丢至医疗废物容器内或放入回收袋中。

（6）穿防护服方法：按照先穿下衣，再穿上衣，然后戴好帽子，最后拉上拉锁的顺序。

（7）脱防护服方法

1）先将拉链拉到底。

2）向上提拉帽子，使帽子脱离头部。

3）脱袖子、上衣，由上向下边脱边卷。

4）污染面向里直至全部脱下后放入医疗废物袋内。

（8）注意事项

1）隔离衣和防护服只限在规定区域内穿脱。

2）穿前应检查隔离衣和防护服有无破损，穿时勿使衣袖触及面部及衣领，发现有渗漏或破损应及时更换，脱时应注意避免污染。

3）隔离衣每天更换、清洗与消毒，遇污染随时更换。

5. 帽子的使用

（1）进入污染区和进行无菌操作时应戴帽子。

（2）被产妇血液、体液污染时，应立即更换。

（3）一次性帽子应一次性使用。

第三节　空气净化方法

通过空气净化方法可使室内漂浮在空气中的病原微生物数目稀释，降低到不能够引起易感人群发生感染的数目。可采用通风、紫外线消毒、空气消毒设备、化学喷雾消毒、化学熏蒸消毒的方式。空调系统只能调节室内的温、湿度，不能对空气质量进行净化。如开启空调系统应定期对空调系统进行清洁和消毒处理。

一、通风

通风分为自然通风和机械通风的两种方式。

（一）自然通风

自然通风即打开房间的门或窗户，使室内空气流通，达到置换空气的效果。自然通风受季节、室外风力和气温等因素影响，有时难以把控。

（二）机械通风

机械通风是通过安装通风设备，利用风机、排风扇等运转产生的动力，使空气流动。机械通风可采取三种方式即机械送风与自然排风、自然送风与机械排风、机械送风与机械排风。

机械送风与自然排风适用于污染源分散及室内空气污染不严重的场所，机械送风口宜远离门窗。自然送风与机械排风适用于室内空气污染较重的场所，室内排风口宜远离门，安置于门对侧墙面上。机械送风与机械排风适用于卫生条件要求较高的场所，根据通风的需要设定换气次数或保持室内的正压或负压。

采用通风方式应注意要充分考虑房间的功能要求、相邻房间的卫生条件和室内外的环境因素,选择通风方式及室内的正负压。通风只能稀释室内空气中微生物的数量,没有杀灭微生物的作用。应定期对机械通风设备进行清洁,遇污染及时清洁与消毒。

二、紫外线消毒

紫外线灯照射可以杀灭各种微生物,但穿透力弱,大多数物质不能透过,对空气中的微生物杀灭效果好。随着紫外线灯管使用时间的延长,辐照强度不断衰减,为保证消毒效果,必须对紫外线灯管进行监测。

(一)日常监测

记录紫外线灯管的启用时间、每次的照射时间、累计照射时间。

(二)强度监测

1. 指示卡监测法　开启紫外线灯 5 分钟后,将指示卡置于紫外线灯下垂直距离 1m 处,有图案一面朝上,照射 1 分钟,紫外线照射后,观察指示卡色块的颜色,将其与标准色块比较,读出照射强度。

2. 结果判定　普通 30W 直管型紫外线灯,新灯管的辐照强度应符合 GB19258(紫外线杀菌灯)要求;使用中紫外线灯照射强度≥70μW/cm² 为合格;30W 高强度紫外线灯的辐射强度≥180μW/cm² 为合格。

3. 注意事项　测定时电压(220±5)V,温度 20~25℃,相对湿度<60%,指示卡符合国家相关要求,并在有效期内使用。

(三)消毒方法

在室内无人状态下,关闭门窗,保持消毒空间内环境清洁、干燥。消毒空气的适宜温度 20~40℃,相对湿度低于 80%。采用紫外线灯悬吊式或移动式直接照射消毒。灯管吊装高度距离地面 1.8~2.2m。安装紫外线灯的数量为平均≥1.5W/m³,照射时间≥30 分钟。

（四）注意事项

1. 应保持紫外线灯表面清洁，每周用酒精布巾擦拭一次，发现灯管表面有灰尘、油污等时，应随时擦拭。

2. 用紫外线消毒室内空气时，房间内应保持清洁干燥。当温度低于20℃或高于40℃，相对湿度大于60%时，应适当延长照射时间。

3. 室内有人时不得使用紫外线灯照射消毒。

4. 不应在易燃、易爆的场所使用。

5. 紫外线强度每半年至少监测一次。

三、空气消毒设备消毒

（一）循环风紫外线空气消毒器

消毒器由高强度紫外线灯和过滤系统组成，可以有效杀灭进入消毒器空气中的微生物，并有效地滤除空气中的尘埃粒子。

1. 适用于有人状态下的室内空气消毒。

2. 使用方法由于生产厂商不同，使用方法不同，因此使用方法遵循使用说明。

3. 消毒时应关闭门窗。

4. 进风口、出风口不应有物品覆盖或遮挡。

5. 消毒器的检修与维护应遵循产品的使用说明。

6. 消毒器应符合消毒用医疗器械的相关要求。

（二）静电吸附式空气消毒器

消毒原理采用静电吸附和过滤材料，消除空气中的尘埃和微生物。

1. 适用于有人状态下室内空气的净化。

2. 使用方法由于生产厂商不同，使用方法不同，因此使用方法应遵循使用说明。

3. 消毒器的循环风量应大于房间体积的8倍以上。

4. 消毒器的检修与维护应遵循产品的使用说明。

5. 消毒器应符合消毒用医疗器械的相关要求。

（三）其他

符合消毒用医疗器械的相关要求的空气消毒净化设备均可选用。

四、化学消毒

（一）超低容量喷雾法

将消毒液雾化成 20μm 以下的微小粒子，在空气中均匀喷雾，使之与空气中微生物颗粒充分接触，以杀灭空气中的微生物。

1. 适用于无人状态下的室内空气消毒。

2. 消毒方法　采用 3% 过氧化氢、5 000mg/L 过氧乙酸、500mg/L 二氧化氯等消毒液，按照 $20\sim30ml/m^3$ 的用量加入电动超低容量喷雾器中，接通电源，即可进行喷雾消毒。消毒前关好门窗，喷雾时按先上后下、先左后右、由里向外，先表面后空间，循序渐进的顺序依次均匀喷雾。

3. 作用时间　作用时间过氧化氢、二氧化氯为 30～60 分钟，过氧乙酸为 1 小时。消毒完毕，打开门窗彻底通风。

4. 职业防护　喷雾时消毒人员应做好个人防护，佩戴防护手套、口罩，必要时戴防毒面罩，穿防护服。

5. 喷雾前应将室内易腐蚀的仪器设备，如监护仪、显示器等物品盖好。

（二）熏蒸法

利用化学消毒剂具有的挥发性，在一定空间内通过加热或其他方法使其挥发达到空气消毒的目的。

1. 适用于无人状态下的室内空气消毒。

2. 采用 0.5%～1.0%（5 000～10 000mg/L）过氧乙酸水溶液（$1g/m^3$）或二氧化氯（$10\sim20mg/m^3$），加热蒸发或加激活剂；或采用臭氧（$20mg/m^3$）熏蒸消毒。

3. 消毒剂用量、消毒时间、操作方法和注意事项等应遵循产品的使用说明。

4. 消毒前应关闭门窗，消毒完毕，打开门窗彻底通风。消毒时房间的温度和湿度应适宜。

5. 盛放消毒液的容器应耐腐蚀,大小适宜。

第四节 环境表面清洁消毒

环境表面一般情况下先清洁,再消毒。当受到患者的血液、体液等污染时,先去除污染物,再清洁与消毒。根据环境的风险等级选取清洁和 / 或消毒方式。遵循先清洁再消毒的原则,采取湿式卫生的清洁方式。建议使用微细纤维材料的擦拭布巾和地巾,可以增加擦拭的表面积。对精密仪器设备表面进行清洁与消毒时,应参考仪器设备说明书,关注清洁剂与消毒剂的兼容性,选择适合的清洁与消毒产品。使用中的新生儿床和暖箱内表面,日常清洁使用清水,不得使用任何清洁剂和消毒剂。

一、清洁方法及要求

1. 根据环境表面和污染程度选择适宜的清洁剂。

2. 根据房间的功能选择清洁顺序,即由干燥的区域到潮湿的区域,如先清洁卧室再清洁卫生间。

3. 对清洁区域有序进行,即由上而下,由里到外,由轻度污染到重度污染。

4. 清洁的布巾可采用四折叠或八折叠方法,每擦拭一个平面更换一面。

5. 擦拭方法采取蛇形往返,以保证擦拭的表面无遗漏。

6. 保障一定的擦拭力度,才能达到清洁效果。

7. 有多位人员共同居住的房间,应遵循清洁单元化操作原则。即一人使用的区域为一清洁单元,包括床、床头桌、椅子等设施。

8. 对高频接触、易污染、难清洁的表面,可采取屏障保护措施,用于屏障保护的覆盖物(如塑料薄膜、铝箔等)实行一用一更换。

9. 清洁区域要求达到环境干净、干燥、无尘、无污垢、无碎屑、无异味等。

10. 使用后清洁用具需进行清洁消毒处理后悬挂晾干。

二、消毒方法及要求

1. 当地面或物体表面受到血液、体液等明显污染时，先用吸湿材料去除可见的污染物，再清洁和消毒。

2. 有明确病原体污染的环境表面，根据病原体抗力选择有效的消毒剂。

3. 根据环境污染程度，选择消毒剂有效浓度和作用时间。

4. 根据环境表面的材质选取适宜的消毒剂。

5. 新生儿所处环境不应使用任何消毒剂进行消毒处理。如有污染应将新生儿移出，再进行消毒。

6. 根据环境及物品上污染微生物的种类、数量选择消毒或灭菌方法　消毒与灭菌是对微生物杀灭程度的描述。灭菌是指杀灭一切微生物包括细菌芽孢，达到无菌保证水平。消毒是清除或杀灭传播媒介上病原微生物，使其达到无害化的处理。消毒又分为高水平消毒、中水平消毒、低水平消毒。

（1）对受到致病菌芽孢、真菌孢子、分枝杆菌和经血传播病原体（乙型肝炎病毒、丙型肝炎病毒、艾滋病病毒等）污染的物品，应采用高水平消毒或灭菌。

（2）对受到真菌、亲水病毒、螺旋体、支原体、衣原体等病原微生物污染的物品，应采用中水平以上的消毒方法。

（3）对受到一般细菌和亲脂病毒等污染的物品，应采用达到中水平或低水平的消毒方法。

（4）杀灭被有机物保护的微生物时，应加大消毒剂的使用剂量和 / 或延长消毒时间。

（5）消毒物品上微生物污染特别严重时，应加大消毒剂的使用剂量和 / 或延长消毒时间。

7. 环境表面常用消毒方法　见表7-1。

表 7-1　环境表面常用消毒方法

消毒产品	使用浓度（有效成分）	作用时间	使用方法	适用范围	注意事项
含氯消毒剂	400～700mg/L	>10min	擦拭、拖地	细菌繁殖体、结核分枝杆菌、真菌、亲脂类病毒	对人体有刺激作用；对金属有腐蚀作用；对织物、皮草类有漂白作用；有机物污染对其杀菌效果影响很大
	2 000～5 000mg/L	>30min	擦拭、拖地	所有细菌（含芽孢）、真菌、病毒	
二氧化氯	100～250mg/L	30min	擦拭、拖地	细菌繁殖体、结核分枝杆菌、真菌、亲脂类病毒	对金属有腐蚀作用；有机物污染对其杀菌效果影响很大
	500～1 000mg/L	30min	擦拭、拖地	所有细菌（含芽孢）、真菌、病毒	
过氧乙酸	1 000～2 000mg/L	30min	擦拭	所有细菌（含芽孢）、真菌、病毒	对人体有刺激作用；对金属有腐蚀作用；对织物、皮草类有漂白作用
过氧化氢	3%	30min	擦拭	所有细菌（含芽孢）、真菌、病毒	对人体有刺激作用；对金属有腐蚀作用；对织物、皮草类有漂白作用
碘伏	0.2%～0.5%	5min	擦拭	除芽孢外的细菌、真菌、病毒	主要用于采样瓶和部分医疗器械表面消毒；对二价金属制品有腐蚀性；不能用于硅胶导尿管消毒

续表

消毒产品	使用浓度（有效成分）	作用时间	使用方法	适用范围	注意事项
醇类	70%～80%	3min	擦拭	细菌繁殖体、结核分枝杆菌、真菌、亲脂类病毒	易挥发、易燃，不宜大面积使用
季胺盐类	1 000～2 000mg/L	15～30min	擦拭、拖地	细菌繁殖体、真菌、亲脂类病毒	不宜与阴离子表面活性剂如肥皂、洗衣粉等合用
自动化过氧化氢喷雾消毒器	按产品说明使用	按产品说明使用	喷雾	环境表面耐药菌等病原微生物的污染	有人情况下不得使用
紫外线照射	按产品说明使用	按产品说明使用	照射	环境表面耐药菌等病原微生物的污染	有人情况下不得使用
消毒湿巾	按产品说明使用	按产品说明使用	擦拭	依据病原微生物特点选择消毒剂，按产品说明使用	日常消毒；湿巾遇污染或擦拭时无水迹应丢弃

三、清洁用品的清洁消毒

清洁工具使用后应及时清洁与消毒，干燥保存，其复用处理方式包括手工清洗和机械清洗。要设立清洁工具复用处理的房间，房间应具备相应的处理设施和储存条件，并保持环境干燥、通风换气。清洁工具的数量、复用处理设施应满足清洁区域规模的需要。

（一）手工清洗与消毒

1. **擦拭布巾**　清洗干净，在含有效氯 250mg/L 的含氯消毒剂（或其他有效消毒剂）中浸泡 30 分钟，冲净消毒液，干燥备用。

2. 地巾　清洗干净，在含有效氯 500mg/L 的含氯消毒剂中浸泡 30 分钟，冲净消毒液，干燥备用。

（二）自动清洗与消毒

使用后的布巾、地巾等物品放入清洗机内，按照清洗器产品使用说明进行清洗与消毒，一般程序包括水洗、洗涤剂洗、清洗、消毒、烘干，取出备用。热力消毒要求 A_0 值（A_0 值为评价湿热消毒效果的指标）达到 600 及以上，相当于 80℃持续时间 10 分钟，90℃持续时间 1 分钟，或 93℃持续时间 30 秒。

第五节　手的清洁消毒

几乎所有的传染性疾病的病原体均能通过手进行传播，因此进行手部的清洁消毒，是最经济、有效的控制措施之一。手部细菌分为暂居菌和常居菌，常居菌是能从手部皮肤上分离出来的微生物，是皮肤上持久的固有寄居菌，不易被机械的摩擦清除。暂居菌寄居在皮肤表层，常规洗手容易被清除。致病性的微生物为暂居菌，采用洗手或手消毒可去除。

一、手卫生设施

用于洗手与手消毒的设施，包括洗手池、水龙头、流动水、清洁剂、干手用品、手消毒剂等。最好采用非手触式的水龙头。干手物品建议使用一次性的干手纸巾。清洁剂建议使用一次性包装的皂液，如使用肥皂应保持清洁与干燥。手消毒剂应使用符合国家有关规定的产品，使用一次性包装，无异味、无刺激性等。

二、洗手与卫生手消毒应遵循的原则

1. 当手部有血液或其他体液等肉眼可见的污染时，应用肥皂（皂液）和流动水洗手。

2. 手部没有肉眼可见污染时，宜使用速干手消毒剂消毒双手代替洗手。

三、洗手的方法

1. 在流动水下，使双手充分淋湿。

2. 取适量肥皂（皂液），均匀涂抹至整个手掌、手背、手指和指缝。

3. 认真揉搓双手至少 15 秒，应注意清洗双手所有皮肤，包括指背、指尖和指缝，具体揉搓步骤为：

（1）掌心相对，手指并拢，相互揉搓。

（2）手心对手背沿指缝相互揉搓，交换进行。

（3）掌心相对，双手交叉指缝相互揉搓。

（4）弯曲手指使关节在另一手掌心旋转揉搓，交换进行。

（5）右手握住左手大拇指旋转揉搓，交换进行。

（6）将五个手指尖并拢放在另一手掌心旋转揉搓，交换进行。

4. 在流动水下彻底冲净双手，擦干，取适量护手液护肤。

四、手消毒方法

1. 取适量的速干手消毒剂于掌心。

2. 严格按照洗手方法揉搓的步骤进行揉搓。

3. 揉搓时保证手消毒剂完全覆盖手部皮肤，直至手部干燥。

第六节　织物的清洁消毒

日常使用的直接接触皮肤的床上用品如床单、被套、枕套等，间接接触皮肤的被芯、枕芯、褥子、隔帘、床垫等，如不及时清洁或消毒，或者清洁消毒措施不正确，又或者清洁消毒后运送、储存环境不按相关要求执行，均可发生织物相关感染或感染暴发。如 2015 年香港某医院发生医院感染暴发事件，有数名患者感染毛霉菌，经调查承接医院织物洗涤消毒服务的洗衣机构的 5 个工序中均有毛霉菌污染。因此加强织物的清洗、消毒、运送、存储的环节是控制感染必须执行的措施。

一、织物的更换频次

直接接触皮肤的床上用品,如床单、被套、枕套等,应一人一更换,长时间使用应每周更换;遇被血液、体液污染时应及时更换。更换后的用品应及时清洗与消毒。

间接接触皮肤的被芯、枕芯、褥子、病床隔帘、床垫等,应定期清洗与消毒;遇污染时应及时更换、清洗与消毒。甲类及按甲类管理的乙类传染病患者、不明原因病原体感染患者等使用后的上述物品应进行终末消毒。

二、织物的清洁、消毒

应遵循先洗涤后消毒原则。

1. 根据织物使用对象和污渍性质、程度不同,应分机或分批洗涤、消毒。

2. 新生儿、婴儿的织物应专机洗涤、消毒,不应与其他织物混洗。

3. 对被朊病毒、气性坏疽、突发不明原因传染病的病原体污染或其他有明确规定的传染病病原体污染的感染性织物,若需重复使用应遵循先消毒后洗涤的原则。

4. 消毒 根据感染性织物使用对象和污渍性质、程度不同,在密闭状态下选择下列适宜的消毒(灭菌)方法进行处理。

(1)对于被细菌繁殖体污染的感染性织物,可使用含有效氯 250~500mg/L 的含氯消毒剂或 100~250mg/L 的二氧化氯消毒剂或相当剂量的其他消毒剂,洗涤消毒应不少于 10 分钟;也可选用煮沸消毒(100℃,时间>15 分钟)和蒸汽消毒(100℃,时间 15~30 分钟)等湿热消毒方法。

(2)对已明确被气性坏疽、经血传播病原体、突发不明原因传染病的病原体或分枝杆菌、细菌芽孢引起的传染病污染的感染性织物,可使用含有效氯 2 000~5 000mg/L 的含氯消毒剂或

500～1 000mg/L 的二氧化氯消毒剂或相当剂量的其他消毒剂，洗涤消毒应不少于 30 分钟。

（3）需灭菌的首选压力蒸汽灭菌。

三、织物的储存、运送

1. 使用后织物和清洁织物应分别存放于使用后织物接收区（间）和清洁织物储存发放区（间）的专用盛装容器、柜架内，并有明显标识；清洁织物存放架或柜应距地面高度 20～25cm，离墙 5～10cm，距天花板>50cm。

2. 使用后织物的暂存时间不应超过 48 小时，清洁织物存放时间过久，如发现有污渍、异味等感官问题应重新洗涤。

3. 使用后织物每次移交后，应对其接收区（间）环境表面、地面进行清洁，并根据工作需要进行物表、空气消毒。

4. 清洁织物储存发放区（间）环境受到污染时应进行清洁、消毒。

5. 不应与非医用织物混装混运，专用运输工具应根据污染情况定期清洗消毒；运输工具运送感染性织物后应一用一清洗消毒。

第七节 餐具的清洁消毒

成人的餐具和新生儿的奶具也是需要关注的，餐具和奶具的清洁、消毒不到位以及清洗这些器具的水质不达标也会引发感染的发生。

一、清洗要求

1. 餐具和奶具的清洁用水符合生活饮用水标准。

2. 使用后的餐具和奶具立即清洁和 / 或消毒处理，以免放置时间过长细菌产生生物膜。

3. 使用合适的清洁工具对餐具和奶具进行彻底的刷洗，尤其是缝隙内的污渍。

4. 刷洗时使用合适的力度，以有效去除污渍。

5. 保持刷洗工具的清洁，即清洗池、清洗刷等使用后做清洁或消毒处理，并干燥保存。

6. 清洁后的餐具和奶具干燥保存。

二、消毒方法

（一）煮沸消毒

1. 对清洁后无污渍的器具进行消毒处理。

2. 适用于金属、玻璃制品、瓷器等耐热、耐湿物品的消毒。

3. 将待消毒物品完全浸没水中，加热水沸腾后维持≥15分钟。

4. 从水沸腾时开始计消毒时间，中途加入物品应重新计时。

5. 消毒物品应保持清洁，所消毒的物品应全部浸没于水中，可拆卸物品应拆开。

6. 高海拔地区，应适当延长煮沸时间。

7. 煮沸消毒用水宜使用软水。

（二）流动蒸汽消毒

1. 对清洁后无污渍的器具进行消毒处理。

2. 适用于耐热、耐湿餐具的消毒。

3. 通过流动蒸汽发生器、蒸锅等方法，当水沸腾后产生水蒸气，蒸汽为100℃，相对湿度80%～100%时，作用时间15～30分钟。

4. 消毒作用时间，应从水沸腾后有蒸汽冒出时算起。

5. 消毒物品应清洁干燥，垂直放置，物品之间留有一定空隙。

6. 高海拔地区，应适当延长消毒时间。

（三）其他餐具消毒设备

1. 获得相应机构批准的可用于餐具消毒的设备。

2. 使用方法、维护和保养参照产品说明书。

第八章　新生儿保健知识与方法

第一节　新生儿生理特点及保健要点

新生儿娩出后，经历了从子宫内到外界环境的巨大变化，而新生儿身体各器官的功能发育尚不成熟，对外界环境变化的适应性差，免疫功能低下，抗感染能力弱，易患各种疾病，而且病情变化快，死亡率高。因此新生儿应得到最精细的护理，帮助婴儿度过第一个"过渡期"，让婴儿从生理、心理上适应环境的变化。

一、新生儿的基本知识

新生儿是指从脐带结扎到生后 28 天以内（<28 天）的活产婴儿。

正常新生儿的外观特点：足月新生儿呼吸、心跳及体温平稳，哭声有力。皮肤表面胎脂少，肤色红润，皮下脂肪丰满，胎毛少。前囟平软，为 1.0～2.0cm，后囟很小，约 0.5cm 或已闭合，头发分条清楚，耳郭软骨发育良好，乳头突出，乳晕明显，乳腺处可摸到结节，身长 47～50cm，腹部膨隆而柔软，肌肉紧张度好，四肢较短，呈外展屈曲位，指（趾）甲超过指（趾）尖，整个足底有较深的足纹。男性睾丸多已入阴囊，阴囊皱襞形成，女婴大阴唇遮盖小阴唇。

新生儿低血糖可以表现为反应低下，易激惹，烦躁不安，部分可出现抽搐，但也有很多可无临床表现，需要通过血糖监测发现。

二、新生儿特点及护理要点

（一）新生儿的生命特征

1. 体温　新生儿正常体温为 36～37℃，新生儿体温调节中枢功能不完善，皮下脂肪薄，体表面积相对较大，容易散热。

2. 脉搏　新生儿心率波动范围比较大，90～160 次/min。

3. 呼吸　新生儿呼吸频率快，40～60 次/min，呈腹式呼吸。

（二）消化

1. 溢乳　属于生理现象，就是哺乳后新生儿呕吐出较少量的乳液，但新生儿无不适的症状。这是由于新生儿胃的解剖特点而引起，新生儿胃呈横位，贲门括约肌不发达且松弛，幽门却紧张，哺乳后易发生溢乳。溢乳不同于胃食管反流，反流属于病理现象，即新生儿在吐奶的同时出现弓背和哭闹，次数频繁且大量。如出现反流应及时找医生检查。

2. 呃逆　由于小儿神经发育不完善，控制膈肌运动的自主神经活动功能受影响，所以会经常打嗝。随着新生儿的成长，神经系统发育逐渐完善，呃逆会逐渐减少。

3. 防止溢奶的拍嗝技巧　哺乳后应将小儿竖抱拍背 5～10 分钟。将新生儿的头靠在母亲的左侧肩上，轻轻拍背，听到新生儿打嗝的声音提示已经将吞入的空气排出来，然后再轻轻地将新生儿放在床上，避免过多的翻动新生儿，可取右侧卧位，以防止平躺时呕吐物吸入气管或肺引起窒息。

（三）排泄

1. 大便　新生儿胎便成墨绿色，稀糊状，一般在生后 12 小时内开始排出。如果 24 小时内未见新生儿胎便排出应告知医生。

母乳喂养儿 2～3 天内转为金黄色糊样大便，略呈酸性无臭味，次数不定，可多可少，日排便 2～5 次。

配方奶粉喂养儿，大便颜色为浅黄色，膏状，略有臭味，日排便 1～2 次。

有的新生儿大便呈浅绿色，但只要性状正常，新生儿无异常表现，正常发育，则可以视为正常大便。

2. 小便　正常新生儿的尿色淡黄,清亮透明,无味。如尿量每 24 小时少于 6 次则提示入量不足。

(四)睡眠

新生儿睡眠时间长达 20～22 小时,随着月龄的增加,睡眠时间逐渐缩短,觉醒时间逐渐延长。

1. 睡眠对新生儿的好处

(1)促进身体发育:新生儿在睡觉时分泌的生长激素比醒时大三倍。

(2)促进智力发育:新生儿熟睡后,脑血流量明显增加,有利于脑部发育。

(3)提高免疫力:有研究表明,连续 3 周或 3 周以上睡眠不足会削弱新生儿的免疫系统的功能,使新生儿易患感冒、流感和其他传染病。

(4)让新生儿有良好的情绪:睡得好,白天情绪也会更好。

(5)促进情商的提高:睡眠不足,新生儿无精打采,对外界反应迟钝,也少有欲望表达自己,长期下去不利于新生儿健全的情感发育。

2. 新生儿经常出现的睡眠问题　入睡困难、夜间醒来次数多、夜间醒来后再次入睡困难、夜间保持睡眠时间短。

3. 保证良好睡眠注意事项

(1)睡前不让新生儿过于兴奋。

(2)睡前不要吃得过饱或不足。

(3)昏暗光线,保持环境安静,睡眠室空气与湿度良好。

(4)选择熟悉的寝具。

(五)情绪

新生儿表现了一种弥散性的情绪发作,有信号作用、适应作用和动机作用。他们对于大的声响、疼痛、饥饿、尿布湿了或者痛痒的反应几乎是同样的。

1. 哭声的鉴别

(1)正常的哭声:哭声清脆、婉转,伴随全身蹬踢,面色正常,反应好。

生理性：一般新生儿在饥饿、口渴、排便前后、黑暗中都会哭。

护理不当：也是新生儿啼哭的重要原因，如过热、过饱、衣着过紧、衣服里有异物、突然巨大声响等都会引起啼哭。

（2）常见异常的哭声

1）肺炎新生儿：往往哭声比较低，伴吃奶不好，有时会呕吐，反应较差，如有短促的低弱哭声，伴多汗和面色青灰，警惕合并心衰。

2）感染的新生儿：往往不哭不响，精神萎靡，吸吮差。

3）神经系统疾病的新生儿：会有躁动、激惹、突然高声尖叫，有时会伴抽搐。

2. 新生儿哭闹的常见原因和处理

（1）排便后哭闹：尿布湿了或有大便，及时更换干爽尿布。

（2）喂奶时哭闹：反复避开奶头，边吃边哭是否乳汁过急。

（3）饥饿时哭闹：发生在喂奶前，声音洪亮、短促、有规律，常伴吸吮动作，应及时哺乳。

（4）想睡觉的哭闹：保持安静，灯光调暗。

（5）穿衣不合适引起的哭闹：冷热不适或者衣服太紧都可能导致哭闹，适当增减衣服或松被褥包。

（6）高需求的哭闹：搂抱、抚摸、多与他说话。

（7）感冒鼻塞、发热、腹泻等引起的新生儿哭闹：哭声高调、剧烈，应及时到医院诊治。

当新生儿的生理要求如哺乳、洗浴、抚触、睡眠等被很好地满足以后，会表现出对社会交往的适应性（亲情的建立）和良好反应。

（六）动作和感知觉发育

1. 动作　分为大动作和精细动作。

新生儿的大动作发育可用抬头来监测，即俯卧位时能抬头1～2秒。

2. 感知觉

（1）视觉：新生儿已有视觉感应功能，在15～20cm 视觉清晰,安静清醒状态下有短暂的注视能力。

(2)听觉:刚出生时听力差,3～7天听觉相当良好,能对声音作出反应。

(3)嗅觉:新生儿能辨认母乳的气味。

(4)味觉:有甜、酸和苦的味觉。

(5)触觉:皮肤有很敏感的触觉。这也是新生儿抚触对新生儿有好处的基础。

(七)其他日常护理要点

1. 居室环境

(1)新生儿体温调节功能差,皮下脂肪薄,体表面积相对较大儿童容易散热,极易出现"脱水热"和硬肿症,对生活环境要求较高,新生儿居室的温度以25℃左右,湿度50%～60%为宜。任何季节每天定时开窗通风换气。

(2)注意避免新生儿过热和过冷。室温过高或衣服穿的过多时,新生儿会出现面红、出汗多、烦躁并哭闹,有的还出现口唇发干、脉搏快、尿少、精神欠佳、湿疹加重等;室温过低或衣服穿得过少时,新生儿会体温偏低、手脚冰凉,严重时皮肤发生硬肿。

(3)新生儿期应尽量减少亲友探望、怀抱。凡患有呼吸道感染、腹泻、皮肤感染或其他传染病的家属或亲友不应接触新生儿。

2. 衣物

(1)新生儿的衣物宜浅色,质地以纯棉为好;开衣襟、开裆裤宜穿脱,且宽松、舒适;不用扣子或拉链以防损伤皮肤。

(2)衣服穿前用开水烫洗。每天换洗衣服,并用新生儿专用的盆。选用中性肥皂或者新生儿专用皂清洗,不用刺激性较强的洗涤剂。每次洗衣多漂洗几次,减少衣服上残留的皂液。

(3)新生儿活动或哭闹时易出汗,可比成人少穿一件衣服,但是新生儿皮肤发红、手脚冰凉时,应及时添加衣服。

(4)新生儿的衣服不要过紧、过厚,否则会限制新生儿的运动和发育。

（5）新生儿的尿布应采用柔软、吸水性强、易洗晒的纯棉布料，颜色选白色或者浅色，购买或自制均可，用前开水烫洗，在通风处或阳光下晒干。

3. 新生儿眼睛、耳朵和鼻部的护理

（1）用专用毛巾或消毒棉签蘸温开水从眼内角向外轻轻擦拭。

（2）洗脸、洗澡时要清洗婴儿的外耳，不要随意掏耳朵。发现油性大块耵聍要找医生处理。

（3）新生儿皮肤或黏膜比较嫩，不要随意抠挖鼻孔，否则容易损伤鼻黏膜。感冒时有分泌物堵塞鼻孔，可用棉签蘸温水后浅浅探入鼻孔，轻轻旋转将分泌物带出。

4. 新生儿脐带的护理

（1）脐带未脱落前，要保持脐带及根部干燥，出院后不要用纱布或其他东西覆盖脐带。每天 1~2 次用 75% 的酒精或安尔碘棉签给脐带断端及根部皮肤消毒。

（2）脐带脱落后，如脐窝部干燥则无需特殊处理，如脐窝部潮湿或有少许渗出，可用 75% 的酒精或安尔碘棉签轻擦。

（3）若有肉芽长出，或有脓性分泌物，周围的皮肤红肿等现象，不可用甲紫、碘酒等自行处理，应及时就医。

第二节　新生儿喂养

很多年轻的母亲为了工作事业、体形，或担心乳腺炎以及夜间起床母乳太辛苦，影响个人生活、外出等，不愿意母乳喂养，或者通过不同渠道的信息了解到母乳代用品的营养素比母乳含量高，用昂贵的进口奶粉替代母乳。其实母乳才是婴儿健康成长的天然营养品和最理想的食物。我们提倡"绿色育儿"，这是一种全新的育儿理念，运用上天赋予人类的自然孕育能力抚育婴儿，做到自然分娩、母乳喂养，让婴儿吃得天然，将孕育婴儿的过程变得更加自然。哺乳是做母亲的一种本能行为，事实证明，母乳喂养对婴儿和母亲具有无可替代的好处，如果能让每一位母亲都充分了解和掌握母乳喂养优势和正确方法，那么几乎所有的母亲都愿意进行母乳喂养。随着母乳喂养知识的普及,越来越多的女性乐于承担这一神圣的天职,充分体验做母亲的幸福和满足。

一、母乳喂养的好处

(一)母乳合理的营养利于婴儿生长

母乳中含有婴儿所必需的各种营养物质,蛋白质、脂肪、糖三大营养素比例适当,钙、磷比例适中,最适合婴儿的消化吸收,生物利用率高,母乳的质与量还会随着婴儿的生长和需要呈相应改变,与婴儿的成长同步变化,适应婴儿不同时期的需要。4～6个月的婴儿每天只需母乳就可以满足其营养需要。目前市场上有各种品牌的奶粉,配方奶一直在模仿母乳中的各种成分。但是,奶粉中的营养物质,经过消化后婴儿的吸收力远低于母乳。如母乳中的铁质49%～70%能被吸收,而牛奶中的铁只能吸收10%～30%,故人工喂养的婴儿半岁后易发生贫血;牛奶中蛋白质含量约为母乳的3倍,过高的蛋白质含量还会增加肾脏负担,因此母乳是婴儿健康成长的最佳营养品。母乳喂养可持续到1岁半到2岁。

(二)增强婴儿抵抗力

初乳中含有较丰富的蛋白质,主要是乳清蛋白,其中的免疫球蛋白、乳铁蛋白不仅有营养价值,还有免疫功能,可以提高婴儿的免疫力。母乳喂养能明显降低婴儿腹泻、呼吸道和皮肤感染率。所以,母乳喂养的婴儿更加健康,这种作用是母乳所特有的。

(三)有助婴儿牙齿的发育和保护

吸吮时的肌肉运动有助于婴儿面部正常发育,可以预防因奶瓶喂养引起的龋齿、牙齿畸形。

(四)有益于母亲的健康

1. 婴儿通过对乳头的吸吮,刺激母亲脑垂体释放缩宫素,促进子宫收缩,减少产后出血,促进子宫复旧。

2. 如果产后6个月之内纯母乳喂养,可使母亲月经推迟复潮，产后闭经使得体内的蛋白质、铁和其他营养素得以储存，有利于母乳产后机体的恢复。

3. 母乳喂养可降低母亲患乳腺癌和卵巢癌的危险。

（五）有利于母子感情交流

哺乳对母亲的心理是一个良好的刺激，可使母亲心情愉快，加深母子感情，婴儿在母亲的怀抱中得到爱抚，哺乳过程中母亲和婴儿皮肤与皮肤的接触，目光与目光的交流，母亲充满母爱的声音、语言，以及母体和乳汁散发的特殊气味等，都是对婴儿感官的良好刺激，能够促进神经系统的功能发育，也使母亲享受母子交融的天伦之乐。

（六）经济、方便、安全、卫生

从家庭和社会的角度来看，用于母亲营养的消费比用于婴儿营养的消费更便宜；母乳储存在人体内永不变质，温度适宜，随时供给，经济方便、简单，还可以避免奶瓶、奶头带来的细菌污染。

二、保证母乳喂养成功的方法

99% 的母亲能够用自己的乳汁哺育婴儿，其成功的关键是：

（一）树立信心，愉快接受哺乳的使命

乳汁的产生是在大脑皮层支配下受神经 - 内分泌调节的，在孕期对哺乳充满自信的心态将是产后母乳喂养成功的基本保证。因此母亲从怀孕开始就应主动学习有关母乳喂养的基本知识和有关信息，参加孕妇母乳喂养知识讲座，或向有经验的母亲请教取经，充分认识母乳是婴儿最理想的食品，是其他任何乳类都无法取代的；认识哺乳是人类的本能之一，是哺乳类动物繁衍生息过程中重要的生物学活动，每个健康的母亲都有足够的乳汁哺育自己的婴儿，从而对母乳喂养产生极大兴趣和强烈愿望，树立哺乳的信心，坚信自己能成功。

（二）孕期做好乳房护理

从孕 3 个月起，乳腺腺泡里出现了类似初乳样物质，逐渐有脂肪滴聚积，为了避免这些分泌物干涸堵塞乳腺管，就要对

乳房进行养护。

方法：每天用清水擦洗乳头和乳晕，这样既可以清除乳房分泌物，防止其形成乳痂堵塞乳腺腺管，又可以刺激表面皮肤日益坚韧，避免日后哺乳时经常被婴儿吸吮而引起乳头疼痛甚至发生乳头皲裂。

对于乳头凹陷/扁平的孕妇，可以在妊娠4～5个月时，在医护人员的指导下酌情进行纠正。但避免力度过大，禁止捻转乳头，以免引起子宫收缩，导致严重后果。

（三）合理的营养

1. 哺乳期母亲的合理膳食　人体需要的营养物质有七大类，即蛋白质、脂肪、碳水化合物、矿物质、维生素、水和膳食纤维素。

哺乳期母亲对各种营养素的需要，都有不同程度的增加，因此膳食营养除满足自身需要外，还要满足泌乳营养素消耗的需要。为此，膳食配制应根据其特殊需要合理安排，以保证哺乳期母亲饮食种类齐全、乳汁营养丰富的需要。

参照中国居民均衡膳食宝塔图，对比普通人和哺乳期母亲日摄入膳食量如表8-1所示。

表8-1　普通人和哺乳期母亲日膳食摄入量对比表

膳食种类	日膳食摄入量（g/d）	
	普通人	哺乳期母亲
谷类	500～600	400～500
蔬菜	400～500	500
水果	100～200	100～200
油脂	25	25
肉禽鱼蛋类	50～100	200～300
豆制品	50	60
奶类	100	300～550

2. 哺乳期母亲膳食注意事项

（1）多选用营养价值较高的食物

富含蛋白质的食物：鸡蛋、乳类、豆制品、花生、肉类、鱼虾类。

富含膳食纤维食物：薯类、茎类和根类蔬菜，如牛蒡、萝卜、藕、芹菜、甘蓝、青笋等，谷类小米、大小麦、荞麦、玉米、豆类等。

富含钙、铁、锌等矿物质食物：乳类、豆类、鱼虾、海产品、动物性食品。

（2）少食高脂肪、高热量食物

如：油炸食品、罐头类、腌制食品、肥肉和动物内脏、奶油制品、方便面、烧烤类、冷冻甜点、蜜饯等。

（3）应吃多种食物做成的混合物，不偏食，不挑食。

（4）烹调方法应多用烧、煮、炖，少用油炸。

（5）食用适当的喝汤，以促进乳汁分泌，脂肪含量高的骨头汤应少喝。

（6）每天除三餐外，可适量加餐 2 到 3 次，餐间应多饮水，因乳汁分泌与哺乳期母亲饮用水量有关。

3. 推荐催乳膳食偏方　催乳民间有许多偏方，食物中一般可用鸡、肉、骨头、鱼类熬汤饮用，也可配入枸杞子、当归、首乌等中药，也可用花生、大豆和肉类共煮，下面介绍几个民间催乳配方：

（1）猪蹄 2 只，洗净，用刀划口，花生 200g，盐、葱、姜、黄酒适量，加清水用武火烧沸后，再用文火熬至烂熟。

（2）活鲫鱼 500g，洗净，背上剖十字花刀。两面略煎后，烹黄酒，加清水，将葱、姜等小火焖炖 20 分钟。丝瓜 200g 洗净切片投入鱼汤，旺火煮至汤成乳白色后加盐，3 分钟后即可起锅。丝瓜也可换成豆芽，效果相仿。

（3）豆腐 150g，红糖 50g，米酒 50ml，将豆腐、红糖加适量水煮，待红糖溶解后加入米酒，吃豆腐喝汤，一次吃完，每天一次，连食 5 天。

（4）鲜茭白 100g、黄芪 60g、猪蹄 1 只，加水煮烂，吃肉喝汤，每天一剂，连吃 3 天。

乳脂含量与母体营养摄入及储备量有关，如摄入量不足，则会动用体内储存，从而产生母体营养不良性疾病，如缺铁性贫血、低钙性骨质疏松等。

母乳喂养成功与否除了与母亲的信心、营养、孕期做好乳房护理有关，婴儿出生后早接触、早吸吮、早开奶、母婴同室、按需哺乳及母乳哺乳姿势、婴儿含接姿势也是促进母乳喂养成功的重要环节。

（四）早接触、早吸吮、早开奶

越早给婴儿喂奶，乳汁就会分泌得越早、越多。正常分娩的产妇在产后 30 分钟内，助产士就会将婴儿抱到母亲胸前，让母亲与婴儿皮肤相贴，让婴儿吸吮母亲的乳头，尽早开始母乳喂养，这时母亲并不一定能分泌乳汁，但婴儿强有力的吸吮会促进母亲体内催乳素和缩宫素的增多，由此加速乳汁的分泌，这样一来可以让婴儿尽可能早地吃到初乳。初乳中由于含有 β- 胡萝卜素，所以颜色浅黄，开始 3 天内乳房中乳汁尚未充盈，许多母亲认为还未下奶，就没有进行母乳喂养。其实，此时哺乳每次也可以吸出初乳 2~20ml。

初乳中含有丰富的免疫物质，所谓初乳就是母亲产后 7 天内所分泌的乳汁，产后 7~14 天所分泌的乳汁称过渡乳，产后 14 天后所分泌的乳汁称为成熟乳，实际上要到 30 天左右才逐渐稳定。初乳和成熟乳均含大量的免疫物质。

初乳中含有丰富的蛋白质，脂肪和乳糖含量较少，随着乳汁从初乳、过渡乳到成熟乳，蛋白质含量逐渐减少，而脂肪和乳糖含量逐渐增加。因此，哺乳期母亲一定要在婴儿出生后，早吸吮、早开奶、不要失去哺乳初乳的最佳时机。

（五）母婴同室、按需哺乳

母婴同室就是母亲与婴儿每天 24 小时在一起。母婴同室可以保证按需哺乳，不限制母亲喂养的时间和频率，当婴儿饥饿或需要时可随时哺乳。哺乳持续时间取决于婴儿的需要，每次哺乳应两侧乳房交替进行，让婴儿吸空一侧乳房后，再吸吮另一侧乳房，对个别食量小的婴儿或母乳量过多的情况，婴儿只吸吮一侧乳房便满足的,应挤空另一侧剩余乳汁,待下次哺乳时应先喂这一侧,这样有利于乳汁的分泌,预防乳腺管阻塞及两侧乳房大小不一。有的母亲不让婴儿吸空乳汁,认为存着剩余的乳汁可以让下次乳量多一些,这种观点是错误的。一个乳房内完整的乳汁称全奶;哺乳开始时带水样的乳汁称前奶,含有丰富蛋白质、乳糖、维生素、无机盐和水。哺乳终了时奶白色乳汁称后奶,含有较多脂肪且占有乳汁总量的 50% 以上。因此,每次哺乳应让婴儿吃到全奶,适当地乳房排空,利于泌乳。

(六)母乳喂养的正确姿势

正确的哺乳姿势是母亲和婴儿都感到舒适、轻松愉快,母亲体位和全身肌肉松弛,有利于乳汁排出,促进母乳喂养成功。

1. 哺乳中母亲正确姿势

(1)体位:哺乳可采取不同的体位,以体位舒适为主。哺乳是可以多运用抱枕或被子来支撑自己或婴儿,可采取坐位、卧位,其中坐位是最常见、使用最普遍的体位,也是医护人员提倡使用的体位。

1)坐位姿势:座位高矮要合适,椅子不宜太软,椅背不宜后倾,否则使婴儿含接不易定位。哺乳时母亲应紧靠椅背促使背部和双肩处于放松姿势。母亲的双下肢能踏到地面。足底平放在地上,还可以在足下添加脚蹬以帮助机体松弛,有利于排乳反射不被抑制。另外,婴儿食管较松弛,胃呈水平位置,鉴于婴儿胃的生理解剖特点,提倡母亲坐位哺乳。

2)卧位姿势:母亲在剖宫产术后、会阴侧切伤口疼痛不方便、晚上睡觉时可采用母亲与婴儿面对面均采用侧卧位,婴儿的腹部紧贴母亲的腹部,嘴与下颌贴乳房,头颈略微伸张,婴儿可枕在母亲的手臂上(适合较大的婴儿),这样的姿势母子同样感到舒服。需要注意的是,母亲在困乏的状态下,不要采用这种姿势,以免堵住婴儿的口鼻,造成婴儿窒息,引起严重后果。

3)环抱式:采用坐位"环抱式"哺乳,尤其适用于剖宫产及双胎婴儿,此式可避免伤口受压疼痛,也可使双胎婴儿同时哺乳。

（2）注意事项

1）母婴必须相贴：无论婴儿抱在哪一边，婴儿的身体与母亲身体必须相贴，婴儿的头、脖子与身体成一直线，头与双肩朝向乳房。

2）防止婴儿鼻部受压：保持婴儿头和颈略微伸展，以免鼻部受压而影响呼吸，但也要防止头部与颈部过度伸展造成吞咽困难。

3）母亲手固定乳房的姿势要正确：将拇指和四指分别放在乳房上下方（呈 C 型）四指沿胸壁向上托起乳房，使乳房向前、向下，乳头外伸，便于婴儿的含接。避免用"剪刀式"夹住乳房（乳汁过急、婴儿呛溢除外），以免乳头后缩阻碍含接及影响部分乳晕含入口，同时也会造成吸吮时乳窦挤压受限，影响婴儿摄入乳汁。

2. 哺乳正确姿势

（1）正确的含接姿势：含接姿势正确是母亲与婴儿均感到舒适，婴儿吸吮时能充分吸到母亲的乳汁，而母亲不感到奶头疼痛或奶头破裂。婴儿的整个身体靠近母体，面向母亲；鼻尖对着乳头，用乳头逗引婴儿上唇，诱发觅食反射，当婴儿口张大，舌向下的瞬间，将乳头及部分乳晕送入婴儿口内。婴儿的嘴及下颌部紧靠乳房，此时婴儿上、下唇及舌的吸吮动作可挤压乳晕下的乳窦，即可使乳汁顺畅排出，又可刺激乳头上的感觉神经末梢，促进射乳反射和排乳反射。

（2）紧贴紧密：婴儿的整个身体靠近母体，面向母亲；婴儿的嘴及下颌部贴近乳房。

（3）出现典型的颌部动作：颌部肌肉作出缓慢而有力并伴有节律性的向后伸展运动，直至耳部。如出现两面颊向内缩的动作，说明婴儿含接姿势不正确，应该让婴儿重含。

（七）哺乳注意事项

1. 哺乳前　应该给婴儿更换尿布，整理好衣服和包被，如果婴儿吃完奶熟睡后再操作，会导致溢奶、增加受凉的机会。母亲要洗净双手，柔和地按摩乳房，有利于刺激泌乳反射，切忌用肥皂、酒精等物品清洁乳房，以免引起皮肤干裂、皲裂。

2. 哺乳中　应注意婴儿是否将大部分乳晕也吸吮住，若婴儿吸吮姿势不正确或母亲感到疼痛，应予以纠正，重新吸吮。

3. 哺乳结束时　用示指轻轻向下按压婴儿的下颌，避免于口腔负压情况下拉出乳头而引起局部疼痛或皮肤损伤，另外挤一滴乳汁涂于乳头，可起到滋润作用。

4. 哺乳后　应将婴儿抱起拍背 1～2 分钟，排出胃内空气，防止溢乳。

三、母乳不足时坚持母乳喂养的要点

（一）如何判断母乳是否充足（产后最初数周内）

通过观察婴儿喂养和排泄等，下列情况可以反映母亲的奶水是足够的：

1. 哺乳次数　每天哺乳 8～10 次，哺乳时可听到吞咽声。

2. 排泄情况　24 小时可换 6 次或更多的湿尿布，有少量多次或大量一次质软大便。

3. 睡眠　两次哺乳之间睡眠平稳。

4. 体重　平均体重增加 125～210g/ 周，500～1 000g/ 月，体重出生后增长较快，第一年的前半年平均每月增长 600g，后半年平均每月增长 500g，1～10 岁儿童常用的体重公式为：体重（kg）= 年龄 ×2+7（或 8）。

5. 神情　婴儿眼睛亮，反应灵敏。

此外，哺乳前母乳乳房有充满感，哺乳时有下乳感，哺乳后乳房较柔软。

（二）可能导致母乳分泌不足的原因和纠正建议

1. 哺乳次数　有的母亲在婴儿出生后，没有进行早吸吮、早开奶、按需哺乳，母乳喂养次数每天少于 8 次，每次哺乳时间少于 20 分钟。有的母亲在母乳喂养中有错误概念，当乳汁不足时，采取减少喂奶次数、缩短喂奶时间，以积攒乳汁。这样非但不能积攒足够的物质，还会导致乳汁分泌更加减少。

建议：每天哺乳次数达到 8～10 次以上，并在哺乳时尽量延长哺乳时间，让乳房排空完全，建立良性循环。

2. 过多地给婴儿喝水或过早添加辅食　婴儿的胃容量小，过多次给婴儿喝水或过早添加辅食，婴儿缺乏饥饿感，吸吮次数减少，导致母乳分泌不足。

建议：如果是纯母乳喂养，无需给婴儿再喂水，因为母乳中就含有充足的水分，4～6 个月后再逐渐添加辅食。混合喂养时应先给婴儿先吃母乳。

3. 哺乳技巧　母亲喂奶、婴儿吃奶的姿势不正确，都能导致乳汁分泌不足。

建议：母亲参加孕妇学校的学习，在医护人员的帮助下掌握哺乳技巧。

4. 乳腺管堵塞　化纤织物与羊毛的内衣、乳罩直接与乳房摩擦时，使细小纤维、羊毛脱落堵塞乳腺管，致使乳汁排出不畅而缺乳。

建议：穿全棉内衣和合适的乳罩（哺乳期间母乳应戴上合适的棉质胸罩，以起支托乳房和改善乳房血液循环的作用），哺乳前用湿毛巾热敷乳房。

5. 营养不足　有些母亲吃得少，餐后又偏食，不喝汤等。

建议：不偏食、不挑食、多喝汤，营养全面。

6. 精神因素　担心乳汁不足，害怕哺乳期改变体形，不满意婴儿性别，家庭不和，心情不舒畅等，均能影响乳汁的生成与分泌，导致缺乳。

建议：家人尤其丈夫给予关心照顾，产妇应保持心情舒畅，心胸开阔，树立母乳喂养的信心，坚信自己能成功。

7. 健康问题　母亲患病，体质虚弱，或得不到充分的休息，都可以导致乳汁生成减少。

建议：母亲增强体质，劳逸结合，合理营养。

8. 其他　对于乳汁分泌不足的母亲，在纠正可能原因的同时，可采用乳房按摩（人工、机器都可以）方法、民间催乳配方、药物治疗方法等进行催乳。

四、母乳喂养中常见问题处理

（一）母亲乳头凹陷、扁平

1. 哺乳前　母亲取舒适的坐位姿势，湿热敷乳房 3～5 分钟，同时按摩乳房以刺激排乳反射；挤出一些乳汁，使乳晕变软，这样乳晕连同乳头有利于婴儿的含接。

2. 哺乳时　在婴儿饥饿时，先吸吮扁平或凹陷的一侧乳头，此时吸吮力强，易吸住乳头和大部分乳晕。

注意：对暂时吸吮未成功的婴儿，切忌用橡皮奶头，以免引起乳头错觉，给吸吮带来更大困难。母亲应每天挤奶 8 次以上，用小勺或小杯喂养，同时继续纠正乳头并训练婴儿吸吮乳头的口腔运动。

（二）母婴暂时分离时

1. 婴儿生病分离时　生病的婴儿更需要母乳营养的支持，有益于疾病的治疗和康复，尤其是消化道和呼吸道疾病，母亲应定时挤奶送医院奶库贮存，专供自己的婴儿喂养，或者允许母亲在病房内随时哺乳婴儿。

2. 母亲因工作与婴儿分离时　应每 3 小时挤奶一次，回家后尽量频繁哺乳，尤其是要坚持夜间哺乳，弥补白天刺激乳头不足的现象。挤奶部位和手法：

（1）将大拇指和示指放在乳晕上下方，用大拇指和示指的内侧向胸壁处挤，必须挤压乳头后方，这样就能挤在乳晕下方的乳窦上。

（2）有节奏地挤压及放松并在乳晕周围反复转动手指位置，以便挤空每根乳腺管内的乳汁。注意手指不要在乳房皮肤上揉搓。

（三）母亲患病时

母亲生病时所产生的抗体，在哺乳过程中通过乳汁带给婴儿，保护婴儿免受感染，当母亲生病时，除绝对禁忌证外，都应给予鼓励、支持和耐心指导，促使母乳喂养继续进行。

1. 上呼吸道感染　可以继续哺乳，不用断奶，母亲可以咨询医生服用一些比较安全的药物。哺乳时母亲可以戴上口罩。

2．乳头皲裂 主要是由于婴儿含接姿势不正确，母亲未掌握正确哺乳技巧及乳头护理不当导致。

3．哺乳前 母亲取舒适松弛的哺乳姿势，湿热敷乳房3～5分钟，同时按摩乳房以刺激排乳反射；挤出少量乳汁，使乳晕变软易被婴儿含吮。

4．哺乳时 先在损伤轻的一侧乳房哺乳，以减轻对另一侧乳房的吸吮力。让乳头和大部分乳晕含在婴儿口内。

5．哺乳后 挤出少许乳汁涂在乳头和乳晕上，短暂暴露和干燥乳头，因乳汁具有抑菌作用且含蛋白质，能起到修复表皮功能。

注意：如果乳头疼痛剧烈，可暂时停止母乳喂养24小时，但应将乳汁挤出，用小勺或者小杯喂养婴儿。

（四）乳腺炎的预防和处理

乳腺炎的发病原因是乳汁不能外流，出现淤积，使局部乳房组织活力降低，造成有利于细菌繁殖的条件，病原菌侵入乳腺引起。病原菌可经产妇双手从外界传入，也可由婴儿口鼻内细菌经乳头破口进入乳腺，也可从产妇呼吸道、生殖道通过血液传播而到乳腺。

其表现为发热、乳腺发炎处红肿热痛，有硬块，触之极痛，重者可化脓或乳腺脓肿。因此，从根本上说，乳汁淤积和细菌感染是本病的两个原因，预防乳腺炎的主要措施是防止乳汁淤积和细菌感染。

早期及时用抗生素治疗可治愈，如不及时治疗，化脓后则要切开引流。

注意：母亲饮食宜清淡，如体温高则需要增加摄入水、液体或抗生素药物。乳腺炎是乳腺管外的结缔组织炎症，并非乳腺管内的炎症，所以继续哺乳对婴儿是安全的。哺乳期应用对婴儿比较安全的药物时，一般不需要中断哺乳。可选择在哺乳后立即服药，尽可能延迟下一次哺乳时间，避开血药浓度的高峰，以减轻乳汁中的药物浓度。尽量避免应用哺乳期禁用和慎用药物,否则停止哺乳,以免危害婴儿。突然中断哺乳或断奶,可导致并发症的发生。

(五)吸奶器的使用注意事项

吸奶器是母亲们在奶胀时经常使用的工具,使用时的注意事项:

1. 使用吸奶器不可用力过大过频,以免造成乳房周围组织的损伤。

2. 在使用前应将吸奶器清洗并消毒,通常在使用后立即清洗。

3. 保持容器干燥,密封。

4. 在吸奶之前,湿热敷乳房3～5分钟,并进行乳房按摩,使乳腺充分扩张。

5. 双侧吸奶时间应控制在20分钟以内。

6. 在乳房和乳头有疼痛感的时候,应停止使用吸奶器。

(六)哪些产妇不适合哺乳

母亲患有以下疾病时,是不适合母乳喂养婴儿的:①急、慢性传染病;②乙型肝炎(单纯乙型表面抗原阳性不属于禁忌);③活动性肺结核;④重症心、肾疾病;⑤精神病;⑥医嘱禁止哺乳的疾病。

第三节　新生儿常见的生理和病理问题

一、生理反射

1. 觅食反射　用手指触摸新生儿口角周围皮肤,头部转向刺激侧并张口将手指含入。由于是神经的生理反射,新生儿即便是在喂养满足的情况下也会出现。

2. 吸吮反射　将乳头或奶嘴放入新生儿口内,出现有力的吸吮动作。

3. 握持反射　将物品或手指放入新生儿手心中,立即将其握紧。

4. 拥抱反射　新生儿仰卧位,拍打床面后其双臂伸直外展,双手张开,然后上肢屈曲内收,双手握拳呈拥抱状。

这些生理反射将随着各系统功能的发育而逐渐消失。但是如果在新生儿期这些生理反射减弱或消失常提示神经系统的疾病,对于脑性瘫痪的出现有一定的提示意义。

二、生理现象

1. 生理性体重下降

(1)原因:新生儿体内含水量占体重的 65%～75%,甚至更高。出生后新生儿由于饮食不足、不显性失水增加、尿便排出等原因丢失较多的细胞外液,可致出生体重下降。

(2)表现:一周内可下降 7%～9%,不应超过 10%,一般7～10 天恢复到出生体重。

(3)护理要点:如果体重下降超过 10% 或每天下降超过1%～2%,考虑入量不足、吸收障碍等,应在医生的帮助下明确原因,及时纠正。

2. 乳腺肿大

(1)原因:来自母体的雌激素中断。

(2)表现:男女新生儿在 4～7 天均可有乳腺增大,如蚕豆和核桃大小。2～3 周消退。

(3)护理要点:切忌挤压,以免感染。在民间传统观念认为,如不挤压女童的乳腺会导致成年后乳头凹陷,这样的说法是不正确的。

3. 假月经

(1)原因:来自母体的雌激素中断。

(2)表现:部分女婴出生后 3～7 天阴道流出少许血性分泌物,持续一周左右。

(3)护理要点:用柔软的纸巾将外阴血液清洗干净即可。

4. "马牙"或"板牙"

(1)原因:由上皮细胞堆积或黏液腺分泌物积留形成。

(2)表现:在上颚中线和齿龈部出现的黄白色小颗粒,数周后可自然消退。

（3）护理要点：不可擦拭及挑破"马牙"，以免发生感染。

5. "螳螂嘴"

（1）原因：两侧颊部的脂肪垫样组织。

（2）表现：两侧颊部各有一块隆起，有利于吸吮乳汁。

（3）护理要点：不可擦拭及挑破，以免发生感染。

6. 生理性黄疸　新生儿胆红素在体内积聚引起的皮肤和其他器官的黄染，与新生儿胆红素代谢特点有关。50%～60%的足月新生儿和80%的早产儿出现生理性黄疸。一般在生后2～3天出现皮肤和黏膜黄染，4～5天达到高峰，5～7天消退，最迟不超过2周。由于生理性黄疸属于排除性的诊断，医生要根据新生儿的临床表现、血胆红素值来得出结论，切忌自己擅自处理。

三、病理现象

1. 病理性黄疸　当新生儿出现下列黄疸的时候，应及时就医：生产24小时内出现的黄疸；逐渐加深的黄疸；黄疸的持续时间足月儿超过2周，早产儿超过4周；退而复现的黄疸；黄疸的部位出现在四肢或手、足心；母乳喂养性黄疸需经医生证明。

2. 腹泻　腹泻是指稀水样且次数增多的排便现象。由于新生儿大便次数本身就多，且已经很软，加之大便中的水分渗到尿布内，区分起来比较困难。新生儿腹泻发生的原因有感染性和非感染性，当新生儿的腹泻是由于感染引发的时候，多伴有呕吐、发热、哭闹或萎靡。非感染性腹泻主要是喂养不当、对牛奶过敏或乳糖不耐受、环境的变化等引起。但无论何种的腹泻，都应及时在医生的帮助下查明原因并纠正。

3. 便秘　主要指大便干硬，排便间隔时间较久，伴有排便困难。母乳喂养的新生儿很少发生便秘，所以母乳喂养是预防新生儿便秘的首要选择；如果是人工喂养儿要注意水分的补充；在喂养的过程中建立良好的生活秩序，使排便形成条件反射；如果发生了便秘，要有适当的运动，如被动操、洗澡、抚触等都有益于胃肠道的活动和排便。

4. 鹅口疮　鹅口疮又称雪口病，是白念珠菌感染引起的在口腔黏膜表面形成的白色薄膜。好发于新生儿，特别是新生儿腹泻或使用较长时间抗生素时。表现在口腔黏膜表面覆盖白色的乳凝块样小点或片状斑膜，不易剥离，若强行剥离后局部黏膜潮红。当婴儿有痛感的时候就会出现哭闹、拒奶，严重感染时伴有低热等。新生儿的感染多来源于母亲产道的感染和哺乳时乳头及乳具的感染，擦拭"马牙"及"螳螂嘴"也会引起此病的感染。当发现婴儿出现白念珠菌感染时，应及时就医。

第四节　新生儿常见危险症状或体征识别

我国新生儿死亡原因的前六位：新生儿窒息与并发症（33.5%），呼吸系统疾病（21.8%），感染（14.2%），严重先天畸形（11.3%），产伤（6.3%），新生儿硬肿症（5.8%），以上六种疾病与并发症占全部死因的 93%。及时有效地救治危重新生儿是降低新生儿死亡率的关键，而早期识别新生儿可能存在或发展的危重征象，是及时救治的前提。

一、哭声变化

哭声是新生儿寻求帮助的唯一方式。

1. 正常哭声　正常新生儿的哭闹是表达感觉和要求的一种方式，饥饿时要吃，尿布湿了要换，这是正常的需求，这种哭闹音调一般不高。

2. 异常哭声　突然的短促的尖声哭叫（脑性尖叫）、阵发性哭叫伴面色苍白、持续哭闹且无法安慰、哭声无力或哭不出声来，均提示有异常状况，需要细心识别，有以下可能：缺血缺氧性脑病、颅内出血、化脓性脑膜炎、败血症等。

二、喂奶困难

吸吮能力差，吃奶量不及平时一半或拒奶、呛奶。有可能是早产儿表现、感染、颅脑疾患、消化道畸形、代谢性疾病等。

三、发热或体温不升

体温超过 38℃或体温低于 35.5℃,有严重感染、新生儿硬肿症的可能。

四、意识情况

正常情况下,新生儿易被唤醒且能持续较长时间的清醒。唤醒方式:可以给予足底刺激,轻拍 2～3 下,过多过频的刺激是不正确的。

(一)意识障碍

异常的意识状态分为:嗜睡、意识迟钝、昏睡、昏迷、激惹。

1. 嗜睡 弹足底 3 次,哭声弱,持续时间短。

2. 意识迟钝 弹足底>5 次哭一声,或不哭,仅出现面部表情,很快入睡,肢体无活动。

3. 昏睡 弹足底 10 次无反应,针刺有反应,哭一声或面部有表情。

4. 昏迷 对任何刺激均无反应。

5. 激惹 弹足底一次即哭,哭声响,持续时间长,肢体活动多。

(二)肌张力减退

可以是神经系统或肌肉病变的一个表现,也可以是许多全身疾病严重时中枢神经受抑制的一个表现。表现为下肢弹回差、青蛙腿、腘窝角>110°。新生儿各种疾病发展到一定程度几乎均会出现反应低下。常见原因:缺血缺氧性脑病、呼吸衰竭、败血症、低体温、药物原因等。

五、皮肤青紫

是由于体内缺氧引起的,以口唇、口周、指趾尖、鼻根部较明显。多由心肺疾病引起,也见于中枢神经系统疾病。

1. 生理性青紫 正常新生儿出生后 5 分钟内有时可见(动

脉导管卵圆孔未闭所致)，新生儿用力、寒冷、长时间哭闹、面先露等也可引起。

2. 病理性青紫　分为中心性和周围性青紫。

(1) 中心性：肺源性原因——缺血缺氧性脑病、肺炎等。心源性原因——因心脏混血所致，常见先天性心脏病。

(2) 周围性：常见心衰、休克等。

六、惊厥

要判断是否为惊厥，首先应排除新生儿生理性的颤抖及非惊厥性呼吸暂停。新生儿惊厥与婴幼儿、年长儿不同，一般没有典型的强直痉挛性发作，而是不典型、多变化的。如呼吸暂停、双眼凝视、眨眼、吸吮或咀嚼动作，有时伴四肢抽动、头面部肌肉抽动。常见原因：缺血缺氧性脑病、颅内出血、化脓性脑膜炎、低钙、低血糖、胆红素脑病、缺氧等。

七、呼吸异常

正常呼吸时不费劲，呼吸频率为 40 次 /min，若呼吸稍有些快慢不均，时深时浅，但不伴有皮肤青紫等现象也属正常。如安静时呼吸大于 60 次 /min 或小于 30 次 /min，有三凹征、鼻翼扇动、呼气性呻吟、抽泣样呼吸等，甚至出现呼吸暂停、皮肤青紫，均提示呼吸异常，应及时就诊。常见原因有：上呼吸道阻塞、肺部疾病、先天性畸形、中枢神经系统疾病、重症感染、代谢性呼吸酸中毒、低血糖及血液系统疾病。

八、呕血和便血

出现呕血和便血提示消化道出血可能，但应排除母血咽入综合征和口鼻、咽喉出血吞入。

消化道出血的原因有：新生儿出血症、应激性溃疡、急性胃肠炎、严重感染致弥散性血管内凝血、血液系统疾病及先天性消化道畸形。

九、黄疸

正常人的血浆胆红素浓度<17.1μmol/L，当>359μmol/L时可使血浆及其他组织黄染。黄疸分为生理性黄疸和病理性黄疸。

常见原因：新生儿溶血症、母乳性黄疸、败血症、新生儿肝炎、胆道闭锁等。

十、其他

如腹胀、反复呕吐、血尿等情况。

新生儿出现以上任何一项或几项以上危急症状或体征，均应及时就诊。

第五节　新生儿疾病筛查

新生儿疾病筛查是指医疗保健机构在新生儿群体中用快速、简便、敏感的检测方法对一些危及儿童生命、危害儿童生长发育、导致儿童智能障碍的一些先天性代谢性疾病、遗传性疾病在新生儿期症状未出现前，通过筛查，及时发现并给予有效治疗，避免新生儿重要机体组织器官出现不可逆的损害，从而保障儿童正常的体格发育和智能发育。因此新生儿疾病筛查不只是一项实验室服务，还是包括健康教育和保健教育、诊断、治疗、长期随访的系统服务。开展新生儿疾病筛查，对提高人口素质，推动国民经济发展有重要的意义。

一、遗传病对人类的危害

1. 我国出生缺陷发生率在 5.6% 左右，每年新增出生缺陷数量约为 90 万，患儿有结构和功能异常，出生缺陷成为我国重大公共卫生问题。

2. 自然流产占全部妊娠的 7%，50%～62% 是由于染色体畸变引起。

3. 活产数有一部分至青少年或成人期才发病（精神分裂症、遗传性小脑型运动失调症等）。

4. 每个人都可能带5～6种以上有害基因，加上环境污染等诱变，我国人群的遗传负荷还会提高。

二、新生儿遗传代谢病筛查意义

1. 对危害严重的先天性、遗传性代谢病，在新生儿早期、临床症状未表现之前进行普查，通过及时发现，避免或降低智能落后或残疾发生。

2. 新生儿疾病筛查是当今国际上早期发现遗传病患儿的有效措施。

3. 新生儿疾病筛查作为公共健康的手段之一，是保证一个国家新生儿人口未来健康的重要措施。

4. 在预防出生缺陷的三级预防措施中，新生儿疾病筛查是预防效果显著、成本效益最好的一项措施，是最成功的公共卫生政策之一。

5. 新生儿筛查提供的实验室检查以及后续的服务，是为了在显著地不可逆的损伤之前，早期诊断和治疗，对医师的治疗有较好的依从性，多数能够正常生长发育。

6. 新生儿筛查有显著的经济效益和社会效益。

目前山西省新生儿筛查的疾病包括苯丙酮尿症、先天性甲状腺功能减退症、肾上腺皮质增多症等新生儿四十八种代谢病筛查以及听力筛查。

三、遗传致病的原因

1. 先天性甲状腺功能减退症　主要是孕妇在怀孕的时候，受到一些不良因素的影响，使胎儿的甲状腺发育出现缺陷或完全不发育，致使包括大脑在内的人体器官发育受阻，出现以呆傻为主要表现发育落后，及早合理补充甲状腺素片，可避免人体的受损。

2. 苯丙酮尿症　由于患儿父母携带的致病基因所致，先天体内缺少苯丙氨酸羟化酶，致使机体不能正常代谢苯丙氨酸，体内苯丙氨酸及其代谢产物苯丙酮酸、苯乙酸、苯乳酸和对羟基苯乙酸大量堆积，会造成机体多个器官受损，特别是大脑，严重影响患儿的智力。如果能及早发现，及早采用低苯丙氨酸奶粉代替一般婴儿奶粉或母乳，可避免体内苯丙氨酸的堆积，从而阻止对大脑的损害。

3. 先天性肾上腺皮质增生症　类固醇合成酶活性不同程度下降，导致糖皮质激素、盐皮质激素和性激素分泌异常，从而出现不同程度的临床表现。

4. 串联质谱系列　筛查的疾病：①氨基酸病，包括苯丙酮尿病、枫糖尿病、同型半胱氨酸尿、高甲硫氨酸血症、非酮性高血糖症、酪氨酸血症 I 型、酪氨酸血症型等；②有机酸血症，包括丙酸血症、异戊酸血症、戊二酸血症 I 型、戊二酸血症 II 型、甲基戊二酸血症、先天性肾上腺皮质增生症、3- 羟基 -3- 甲基戊二酸血症；③脂肪酸氧化缺陷，包括短链酰基辅酶 A 脱氢酶缺乏症、中链酰基辅酶 A 脱氢酶缺乏症、长链酰基辅酶 A 脱氢酶缺乏症、极长链酰基辅酶 A 脱氢酶缺乏症、肉碱摄取缺陷。

四、遗传代谢疾病特点

1. 神经系统损伤　智力运动落后或倒退、惊厥、意识障碍、严重时昏迷；部分疾病有小脑、椎体外系、脊髓或外周神经损伤；精神异常：烦躁、多动、孤独倾向；肌张力异常。

2. 代谢紊乱　有机酸尿症：酮症性低血糖、代谢性酸中毒、高氨血症；脂肪酸 β 氧化障碍：非酮症性低血糖。

3. 消化系统　长期食欲减退、喂养困难、慢性呕吐；肝功能不全、肝脾大；瓜氨酸血症：胆汁淤积综合征。

4. 肌肉及脏器损伤　肌张力低下、进行性肌病；心肌和肾脏受损、晶体脱位、骨骼发育异常及血管栓塞。

5. 特殊气味　枫糖尿病——尿带甜味；异戊酸血症——汗脚味；苯丙酮尿症——鼠尿味；3- 甲基巴豆腺苷氨酸尿症——

猫尿味；甲硫氨酸吸收障碍、酪氨酸血症——烂白菜味或酸败的黄油味；三甲胺尿症——臭鱼味。

6. 皮肤和毛发 色素少、色素沉着、湿疹、口角糜烂或脱发。

7. 容貌及五官 甲基丙二酸血症——容貌异常；脂肪酸代谢病——听力障碍；戊二酸血症——大头；同型胱氨酸症——眼部异常；黏多糖病——早老症。

8. 阳性家族史 父母近亲婚配、同胞不明原因患病、同胞不明原因死亡、家族性病史、母亲多次自然流产。

五、血片采集

血片采集是新生儿疾病筛查技术流程中最重要的环节。

1. 遵循自愿和知情选择的原则 取得家长签字同意后方可实施。

2. 关键 早筛查、早诊断、早治疗。

3. 采血时间 新生儿出生 72 小时，并充分哺乳 6 次以上；如果是早产儿、低体重儿可推迟采血时间，最迟不超过 20 天。

4. 采血方法 足跟采 4～7 滴血置于专用滤纸片上，进行检验。

5. 结果提示 筛查结果正常时，不再通知家属；结果异常（阳性或可疑）时，新生儿疾病筛查中心将及时反馈给家属，提醒尽早就医治疗。

6. 注意事项

（1）新生儿必须保证充分母乳喂养六次以上。

（2）新生儿返院时需喂饱，双脚给予保暖，保证局部血液循环良好。

（3）新生儿出生 72 小时～20 天。

六、新生儿听力筛查

（一）新生儿听力筛查的定义

新生儿听力筛查是通过耳声发射、自动听性脑干反应和声阻抗等电生理学检测,在新生儿出生后自然睡眠或安静的状态下进行的客观、快速和无创的检查。

(二)新生儿听力筛查的意义

听力障碍是常见的出生缺陷,我国先天性听力损失的发病率高达 0.3%～0.6%,其中,中、重度占为 0.05%。儿童语言快速发展阶段主要在 0～3 岁,婴幼儿的听力缺陷不易被发现,尤其在 1～2 岁,此时进行干预已错过时机。早期发现听力障碍,是预防听力缺陷儿童语言发育障碍的重要因素。实施新生儿听力筛查,实现"早发现、早诊断、早干预",尽可能早发现有听力障碍的婴幼儿,并行早期干预,使确诊的听力损伤患儿"聋而不哑"。提高出生人口素质,减少出生缺陷和残疾。

(三)听力筛查的对象

在新生儿出生后 3～20 天进行初筛。

(四)新生儿听力筛查的方法

新生儿听力障碍筛查是采用耳声发射测试和 / 或自动听性脑干诱发电位测试方法,无任何创伤和疼痛。

(五)新生儿听力筛查注意事项

1. 新生儿在安静睡眠状态下方可筛查。

2. 返院筛查时需喂饱婴儿。

3. 家长应经常观察双耳有无分泌物,以防影响检查效果。

4. 操作中动作要轻稳,注意观察婴儿反应,要确保婴儿安全。

5. 房间要求具有隔音装置,噪声≤40dB。

(六)温馨提示

如出生后不满 72 小时即转院、出院者,按温馨提示卡,在新生儿出生 20 天内尽早返院筛查。首次未通过的新生儿,出生后 42 天后进行复筛。

第六节 高危新生儿的保健

由于新生儿的机体发育以及各脏器代偿功能尚不完善,使得新生儿一旦出现病理状况,病情就会迅速发展至不可逆阶段,因此对高危新生儿应加强监护,并采取对症处理措施以保证安全。

一、保暖

由于高危新生儿体内的体温调节中枢尚未发育成熟,早产儿尤其如此,且体表面积较大、皮下脂肪较少,导致患儿机体散热较快,往往出现体温偏低的情况,低体温可进一步引起新生儿硬肿症,甚至低血糖,因此需要对患儿采取保暖措施,并维持22～24℃的室温以及55%～65%的相对湿度,将早产儿置于保暖箱内,根据患儿体重和日龄给予相应的环境温度,使其维持36.5～37.4℃的体温,降低患儿能量消耗;若体温变化不明显则1℃/h加温,加温期间每小时测患儿体温一次,稳定后改为每4小时测一次,各种护理操作尽量在箱内展开,随时观察箱内温度的变化,避免箱温波动。

二、呼吸监测

高危新生儿中,早产儿和窒息儿往往存在不同程度的换气或通气功能障碍,因此应随时对患儿呼吸的频率、节律和血氧饱和度进行监测,对已经出现青紫的高危患儿,须立即进行鼻导管或面罩吸氧,并吸痰保持呼吸道通畅。随时根据血氧饱和度的监测情况以及动脉血气分析结果调整供氧的浓度,同时每隔2小时给予患儿翻身、拍背、吸痰一次,确保呼吸道的通畅。

三、血糖监测

新生儿由于体内血糖调节机制尚未发育成熟,糖原储备较少,容易引发低血糖现象,严重者可导致永久性脑损伤,因此在高危新生儿出生后24小时内应对其进行血糖的常规监测,将血糖含量维持在2.2～5.9mmol/L,同时避免低体温、缺氧;由于低血糖的表现不具有特异性表现,因此当患儿出现嗜睡、青紫、哭声异常、惊厥或者呼吸暂停等症状时,应仔细观察以免遗漏。

四、合理喂养

由于新生儿新陈代谢旺盛，生长发育迅速，因此应尽早进行喂养。若患儿具有良好的吸吮及吞咽反射，则可以直接喂养，从少量逐渐增加到每天所需热量；若患儿吸吮及吞咽反射较差，则通过鼻饲进行喂养，每天鼻饲喂养前应抽取胃内容物监测胃内残留奶量，若残留奶量大于上次所喂量的二成以上，则应减量或暂停喂养1次，若残留奶量持续较多，则可改为静脉营养。

五、病情观察

高危新生儿病情变化较快，因此需要密切观察患儿的一般情况和生命体征，包括：对刺激的反应，哭声的强弱，是否呕吐、皮肤是否有发绀、发灰或黄染，肢体是否硬肿等。出现呕吐者，应观察呕吐物的性质、多少、气味并予以记录，检查是否有前囟塌陷、皮肤弹性减弱等脱水表现，记录大小便的次数、量、颜色、气味等；还要注意观察有无呼吸抑制、颅内高压等用药后的不良反应等，如有异常情况，须及时报告医师采取对症处理。

六、基础护理

对患儿进行保护性隔离，接触患儿前后均应洗手，早产儿的衣物、被服均应做到无菌，尿布以及护脐用品均使用一次性产品。新生儿病室每天采用湿式清扫、定时消毒，治疗间与配奶间须每天定时进行紫外线消毒，早产儿培养箱和抢救台也应做到定期的清洁与消毒；每天对患儿进行皮肤、口腔以及脐部的清洁护理，避免感染的发生。

七、康复指导

与家长进行沟通，讲清高危患儿疾病的危险性，可能的预后以及治疗效果，使其对救治予以理解和配合；同时讲解儿童保健知识以及康复训练方法，加强检测，确保患儿正常的生长发育。

1. 监测时间　1月龄时开始，每月一次，两周岁时结束。

2. 监测项目　头围、体重、身长、坐高等。

3. 家庭康复要点　指导患儿家长进行婴儿操、正确抱姿、抚摸方式以及早期康复训练的学习等等，以促进高危新生儿的生长发育。

由于起病原因、起病缓急以及发病症状各不相同，因此在针对高危新生儿的保健处理上应以"全面监测、及时发现、尽早处理"为原则，最大限度地降低高危新生儿的致残率、死亡率，改善其预后。

第七节　新生儿沐浴

一、新生儿沐浴的好处

1. 清洁皮肤　婴儿皮肤娇嫩，分泌多，代谢旺盛，皮肤的皱褶处有许多污垢，皮肤破损易引起皮肤感染，勤洗澡可避免细菌入侵，保护皮肤健康。

2. 有利于体温调节　水的热传导能力比空气快 30 倍，对婴儿的体温调节中枢的成熟有很大的帮助。

3. 促进新陈代谢　洗澡可促进全身血液循环，有利于新陈代谢。

4. 提高对环境的适应力　婴儿皮肤与水的全面接触，可改善皮肤的触觉能力和对温度、压力的感知能力。

二、新生儿沐浴前准备

1. 时间选择　在新生儿体温和心肺功能稳定后开始首次洗澡。健康足月儿可于出生后第二天沐浴，喂奶前或喂奶后一小时为宜。

2. 地点　床边或婴儿室洗澡均可。

3. 沐浴时间　5～10 分钟为宜，防止冷应激。

4. 洗澡水和沐浴液　使用温热的自来水和最少量的中性或弱酸性沐浴液，以清除体表的血液和羊水。

5. 手卫生和个人准备　按标准手卫生程序做好手部清洁、

修剪指甲、去除戒指、手链等饰物以免刮伤新生儿皮肤。

6. 环境准备　关闭门窗、减少对流风,室温 26～28℃,防止低体温的发生。

7. 物品准备　沐浴时需要的物品:小浴盆,洗澡和洗头的小毛巾,无泪洗发精,沐浴液或婴儿皂,润肤露或爽身粉等;沐浴后需要的物品:大浴巾、干净尿布、衣裤、包被等。婴儿的洗澡盆最好专用,沐浴前将洗澡盆刷干净,有条件应用热水烫洗澡盆或太阳晒干杀菌。

8. 洗澡水的准备　水温控制在 36～38℃,应先放冷水再放热水,用手背或手腕部位试水温,水温以不觉得烫为宜,也可使用专门的水温计测量水温。

三、新生儿沐浴具体步骤

1. 脱衣　成人坐在小椅子上,给新生儿脱去衣服,用大毛巾将新生儿的身体包裹好,让新生儿仰卧在成人的左侧大腿上。

2. 面部清洗　用左臂抱起新生儿,并用左肘部和腰部夹住婴儿的臀部和双下肢,左手托住头颈部,用右手将小毛巾沾水、拧干以不滴水为宜,分别用毛巾的四个角擦拭婴儿的眼睛、鼻子和嘴。顺序为:眼→前额→颊部→嘴角→面部(图8-1)。

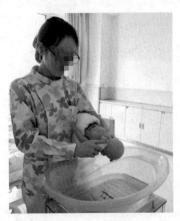

图 8-1　清洗眼部

3. 头部清洗　用左手托住新生儿的头部和颈部,左手的示指和中指从新生儿的后面压住双耳,使耳郭盖住外耳道,以防洗澡水流入耳道,用右手为新生儿洗头。注意:避免水流入眼睛(图8-2)。

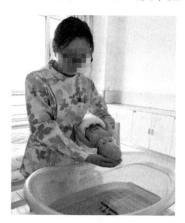

图8-2　洗头

4. 清洗身体正面　去除包裹,清洗身体正面。左手拇指翘起,穿过婴儿腋下并抓住肩部,将头颈枕在自己手腕部,使颈部保持中立,头不要过度后倾或前屈。右手托住腰臀,把婴儿放入水盆中,用浴盆中的水依次清洗颈部、腋下、上臂、前臂、手、前胸、腹部、腹股沟及阴囊,注意避免使洗澡水流入脐部(图8-3)。

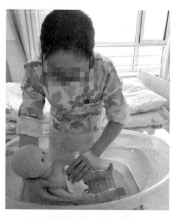

图8-3　清洗身体

5. 清洗身体背面 右手拇指翘起,穿过婴儿的腋下,让婴儿趴在自己的右手腕上,头偏向一侧,角度大概在 60°以上,脐带勿沾水,用浴盆里的水依次清洗背、臀部、双腿、双足(图 8-4)。

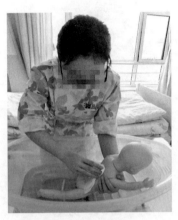

图 8-4 清洗背部

6. 擦干及局部护理 迅速将婴儿从水盆中抱出,立即用大毛巾包裹婴儿,擦干水分,进行脐带护理。最后给新生儿垫尿布、穿衣,用包被包裹起来。

7. 脐部护理(图 8-5)。

(1)帮新生儿消毒脐带前,按手卫生标准做好洗手。

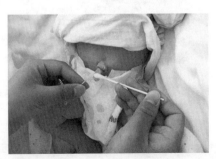

图 8-5 脐部消毒

（2）提起脐带结扎线，用 75% 酒精棉棒消毒脐窝根部，彻底清除脐窝里的分泌物、血迹，保持清洁干燥。

（3）尿布在脐带下方折叠，以免粪便、尿液污染脐部。

四、新生儿沐浴的注意事项

1. 不要在喂奶后立即沐浴，以免影响消化，引起吐奶。

2. 注意防受凉、烫伤、摔伤等意外事件的发生。

3. 洗澡时注意观察婴儿的全身情况。

4. 头顶的皮脂结痂可涂婴儿油，逐日去掉。

5. 保持室温恒定，动作轻柔。

6. 保留胎脂　首次洗澡时，仅洗掉皮肤表面的血液、胎粪以及其他子宫内细胞碎片等污物即可，不需使用肥皂和用力擦洗清除胎脂，以免损伤皮肤并破坏胎脂的多种有益处。

五、新生儿沐浴禁忌

1. 频繁呕吐，腹泻时。

2. 发热或退热 48 小时内　给发热的新生儿洗澡会使新生儿出现寒战，甚至惊厥，不恰当的洗澡会使体温升得更高，造成主要脏器供血不足。

3. 新生儿发生皮肤损害　新生儿发生皮肤损害，如疱疖、外伤、烫伤时，会使创面扩散或受感染。

4. 喂奶后不应马上洗澡　喂奶后会使较多的血液流向被热水刺激后扩张的表皮血管，而腹部的血液供应相对减少，这样会影响新生儿的消化功能。其次是喂奶后新生儿的胃呈扩张状态，马上洗澡容易引起呕吐。

5. 低体重儿要谨慎洗澡　低体重新生儿通常指出生体重小于 2 500g 的新生儿。这类新生儿大多为早产儿，由于早产儿发育不成熟，生活能力低下，皮下脂肪薄，体温调节功能差，很容易因环境体温的变化出现体温波动。所以，对这类新生儿要谨慎决定是否可以洗澡。

第八节 新生儿抚触

一、抚触的定义

新生儿抚触是通过抚触者的双手对新生儿的皮肤进行有次序的、有手法技巧的科学抚摸，让大量温和的良好刺激通过皮肤传到中枢神经系统，以产生积极的生理效应。

二、抚触的好处

1. 抚触可以刺激婴儿的淋巴系统，增强抵抗疾病的能力。

2. 改善婴儿的消化系统，促进食欲；平复婴儿的不安情绪，减少哭闹。

3. 抚触可以加深婴儿的睡眠深度，延长睡眠时间。

三、抚触的原则

（一）选择好最佳时段

1. 最佳时段　在两次喂奶之间，新生儿的情绪稳定，没有哭闹和身体不适的时候。

2. 最佳时长　抚触时间从 5 分钟开始，逐渐延长到 15～20 分钟。

（二）做好充足准备

1. 室温要恰当　室温最好在 25～28℃。

2. 按摩操作高度要适中　桌面、床上或地板上按摩，注意调整好高度，以免按摩后腰痛。

3. 要铺毛巾　按摩时先在床上或桌子上铺上柔软的毛巾，再让新生儿躺下。

特别提醒：在毛巾下再铺一层防水垫，以免按摩途中新生儿大小便。

4. 注意婴儿情绪　在按摩时一定要注意婴儿的表情和情绪。新生儿按摩最佳时机是当新生儿眼睛看起来又亮又有神，逗弄会笑的时候。按摩环境保持安静,可边按摩边逗新生儿玩。

5. 光线不要直射　光线避免太亮,且尽量不要直射眼部,最好用反射光线,这样可给新生儿安全感。

（三）力度要根据新生儿的感受随时调节

通常的标准是按摩完后如果新生儿的皮肤微微发红,则表示力度刚好;如果新生儿的皮肤不变颜色,则说明力度不够;如果只做了几下,皮肤就变红,说明力度太大。另外,随着新生儿年龄的增大,力度也应相应增大。

（四）记住各部位安全点

1. 头部　双手捧起新生儿头部时,注意对脊柱和颈部的保护。另外,千万不要把润肤油滴到新生儿的眼睛里。

2. 颈部　按摩时避免引起新生儿颈部的不适,定时让新生儿的脸侧向不同的方向。

3. 腹部　按照顺时针方向按摩,有利于肠道消化。脐带未脱落时,抚触一定要小心。

4. 关节处　不要在新生儿的手腕、肘部和肩部的关节部位施压,可自如地转动。

（五）灵活应用

1. 在给新生儿做抚触时,不一定非要按照从头到脚,从左到右的顺序,每个动作一一做到。

2. 抚触应该根据新生儿的喜好来安排,可以打乱抚触的顺序,或根据具体情况自创几个新生儿喜欢的动作。

（六）新生儿情绪不好时,结束抚触

当新生儿哭闹时,停止抚触,查找原因,若无客观原因(如尿布湿了,想睡觉了等),就是新生儿不喜欢抚触,当他不接受抚触时,最好进行一些其他的活动,比如听一段音乐或做一个轻松的游戏,同样可达到抚触的效果。

四、抚触的顺序

1. 前额　两手拇指指腹由前额中央向两侧推。

2. 下颌部　两手拇指指腹从下颌中央向两侧斜上方滑动。

3．头部　双手示指、中指、无名指指腹从前额发际抚向脑后，最后停在耳后。

4．胸部　双手示指、中指指腹分别由胸部外下方向内侧上方交叉抚摸。

5．腹部　双手示指、中指指腹依次按顺时针方向从右下腹经右上腹、左上腹抚触至左下腹，避开新生儿脐部。

6．四肢　双手握住新生儿上臂，交替从近端向远端滑行达腕部，然后再重复，再从近至远进行抚触手掌、手背、再抚触每个手指，用同样的手法抚触下肢。

7．背部　新生儿俯卧位，双手示指、中指、无名指指腹以脊柱为中心，向外侧滑行，从上到下抚触，然后再从上到下抚触脊柱两侧。

8．臀部　双手示指、中指、无名指指腹从臀部中央向外侧做环形滑动。

五、抚触的注意事项

1．对胸部进行抚触时，注意避开新生儿乳头；进行腹部抚触时，注意避开新生儿脐部和膀胱部位；进行背部抚触时，应避开脊柱；抚触结束，包裹好新生儿后应抱起安抚。

2．根据新生儿状态决定抚触时间，一般为 10～15 分钟，以每天 1～2 次为佳，最好在新生儿沐浴后进行。

3．在抚触进行中，如新生儿出现哭闹、肌张力升高、兴奋性增加、肤色改变等，应暂时停止抚触，如持续 1 分钟以上应完全停止抚触。

第九章　产褥期婴儿的护理

第一节　婴儿体重表的应知应会

一、体重的增长

体重是身体各器官、组织、体液的总重量。其中骨骼、肌肉、内脏、体脂、体液为主要成分。因体脂和体液变化较大，体重在体格生长指标中最易波动，是反映婴儿体格生长，尤其是营养状况的最易获得的敏感指标，也是儿科临床计算药量、输液量等的重要依据。

婴儿出生体重与胎次、胎龄、性别及子宫内营养状况有关。出生后体重增长应为胎儿子宫内体重增长曲线的延续。部分婴儿在出生后数天内，由于摄入不足、胎粪及水分的排出，可致体重暂时性下降，又称生理性体重下降。一般下降占原有体重的3%～9%，多在生后3～4天达到最低点，以后逐渐回升，至第7～10天恢复到出生时的水平。早产儿体重恢复较慢，如体重下降超过10%或至第10天体重未恢复到出生时水平，应考虑喂养不足或病理原因所致。出生后及早合理喂养可减轻或避免生理性体重下降的发生。

婴儿体重增长为非匀速增长，存在个体差异。月龄越小，体重增长越快。出生后前3个月体重增长最快，一般每月增长600～1 000g，出生后3个月末时体重约为出生体重的2倍；出生后9个月体重的增长约等于前3个月体重的增长，即12个月龄时体重约为出生体重的3倍（9.5～10.5kg）。出生后第1年是体重增长最快速的时期，为第一个生长高峰。

婴儿生长发育指标测量所得的数据均值只能提供参考。评价某一婴儿的生长发育状况时,应连续定期监测其体重,发现体重增长过多或不足时,须追寻原因。当无条件测量体重时,为便于计算婴儿药量和液体量,可用公式简单估算体重。

可选公式:1～6 个月:体重(kg)= 出生体重 + 月龄 ×0.7

7～12 个月:体重(kg)=6+ 月龄 ×0.25

或用公式:3～12 个月:体重(kg)=(月龄 +9)/2

二、体重增长异常

1. 体重过低　婴儿体重低于同年龄、同性别婴儿体重者。凡在生长监测过程中发现婴儿年龄性别体重曲线上升幅度不如前阶段,即体重增长速度减慢呈低平或下降趋势时,就应注意追踪原因,积极处理。体重过低常见原因包括喂养不当、摄食过少、挑食偏食、神经心理压抑等所致的能量和蛋白质摄入不足;急慢性疾病所致的消化吸收障碍和代谢消耗增多。干预原则为补充营养物质,积极治疗原发疾病,去除有关心理因素,培养良好的饮食习惯。

2. 体重过重　婴儿体重超出同年龄、同性别儿童体重者。体重过重的常见原因包括营养素摄入过多,活动量过少;病理性体重增加。干预原则为减少热能性食物的摄入和增加机体对能量的消耗;积极治疗原发疾病。

第二节　婴儿吸痰器的正确使用

吸痰器是防治婴幼儿呼吸道阻塞、抢救窒息所不可缺少的重要工具。

一、一次性婴儿吸痰器的介绍

一种由医用高分子材料制成的一次性使用吸引吸痰器,由连接负压源的接头、吸引管通过三通接头与带有压合式开关的吸引器转管和吸痰导管插接,再通过锥状二通接头分别与吸引器头和吸痰管插接而成。该吸引吸痰器供各科临床医生抢救危重患者手术时、用来进行体内介质的吸引和口腔痰液吸引，特别是复合伤，更需要这种共用负压源的吸引器具。

二、一次性婴儿吸痰器的使用方法

1. 在使用前，吸痰器必须进行消毒，使用时吸引管前端必须接 2cm 长输血橡胶管（外径约 7mm，内径约 5mm），以保证吸引效果，防止口咽损伤。

2. 胎儿头部娩出后，迅速用左手从鼻根向下挤压口鼻，清除口鼻内的黏液及羊水。婴儿娩出后，立即将婴儿仰头平卧，将吸痰器轻轻插入婴儿气管内、食管内、胃内，一边吸引一边将吸痰管慢慢往上拉，由下至上，将气管、食管、胃、咽腔、口腔的羊水及分泌物吸干净。可如此反复吸引 2～3 次，直到婴儿哭声响亮，无痰鸣音为止。

3. 在使用过程中，须连续捏球产生负压，起吸引作用。在吸到瓶内约 50ml 时，应把瓶内污物倒掉。如一次没有吸完，再继续吸引。

三、使用吸痰器的操作步骤

接通电源，检查吸痰器性能是否良好，吸引管是否通畅。使患儿面向操作者，头略后仰，若口腔吸痰有困难，可由鼻腔插管至咽部，当插入到深处时请保留此标记并使吸痰管左右旋转，缓慢上移，向上提出，将咽部及口、鼻分泌物逐段吸尽。吸引过程中，应随时吸水冲洗吸痰管，以免痰液堵塞。如痰液过深不易吸出，可借助吸痰管插入的机械刺激，使患儿做有效咳嗽动作，待咳嗽停止后再吸。

四、使用吸痰器的注意事项

1. 吸痰器应有专人保管，做好清洁保养工作，定期检查。

2. 使用前检查电源电压和吸引器电压是否一致，各导管连接是否正确，吸气管和排气管不能弄错。

3．贮液瓶内吸出液不能过满，满 2/3 时及时倾倒以免吸入损坏机器。

4．吸引器连续使用不可过久，每次使用不超过 2 小时。

5．治疗盘内的吸痰用物每天换一次，气管切开所用治疗盘应保持无菌。

6．每次吸引 10～15 秒，在气管套管内不超过 10 秒，吸痰时吸痰管不能上下移动，每吸痰一次应更换吸痰管，吸口腔分泌物后更换吸痰管再吸气管内分泌物。

五、吸痰器消毒方法

1．吸痰器在使用后，先倒掉瓶内污物，再拆下橡胶球、橡胶管等部件进行清洗、消毒。

2．吸引管、玻璃瓶、橡胶管应拆开后在 100℃高温中进行 3～5 分钟灭菌消毒。

3．橡胶球要用医用消毒液进行消毒，消毒时将橡胶球进气口浸入消毒液内，用手指挤压橡胶球数次，使消毒液进入球内，完毕时将球捏起挤尽球内液体。

第三节　家庭急救的基本知识与技能

一、异物入眼

一切细小的物质，就算是一粒细沙或是一小滴洗涤剂不小心进入眼睛，都会引起眼部不舒服或疼痛，严重的会使眼角膜（眼球外的一层膜）受损伤。

1．急救办法　首先是用力多次眨眼睛，然后哭，用泪水将异物冲刷出去。如果不行，就用手将上眼皮提起，用水冲洗眼睛。注意一定要使眼睛里没有其他东西存在。

2．绝对禁止　不能揉眼睛，无论是什么东西，再细小的异物都会划伤眼角膜并使眼睛感染。如果异物进入眼部较深的位置，一定要及时就诊。

3. 注意事项 如果是腐蚀性液体溅入眼中,必须马上去医院进行诊治;倘若经过自我处理后眼部仍旧不适,出现灼烧、水肿或是看不清东西的情况,也需要请医生借助专业仪器来治疗,切不可自己处理。

二、鼻出血

鼻出血是由于鼻腔中的血管破裂造成的,鼻部的血管都很脆弱,因此鼻出血也是比较常见的小意外。

1. 急救办法 身体微微向前,并用手指捏住鼻梁下方的软骨部位,持续5~15分钟。如果有条件的话,放一个小冰袋在鼻梁上也有迅速止血的效果。

2. 注意事项 用力将头向后仰起的姿势会使鼻血流进口中,慌乱中势必还会有一部分血液被吸进肺里,这样做既不安全也不卫生;如果鼻血持续流上20分钟仍旧止不住的话,应该马上去医院就诊。如果流鼻血的次数过于频繁且毫无原因,或是伴随着头疼、耳鸣、视力下降以及头晕眼花等其他症状,也务必去医院诊治,这有可能是大脑受到了震荡或是重创。

三、扭伤

当关节周围的韧带(白色带状的结缔组织,质坚韧,有弹性,能把骨骼连接在一起)被拉伸得过于严重,超出了其所能承受的程度,会发生扭伤,扭伤通常还伴有青紫与水肿。

1. 急救办法 在扭伤发生的24小时之内,尽量做到每隔1小时用冰袋冷敷一次,每次半小时。将受伤处用弹性压缩绷带包好,并将受伤部位垫高。24小时之后,开始给患处换为热敷,促进受伤部位的血液流通。

2. 绝对禁止 不能随意活动受伤的关节,否则容易造成韧带撕裂,恢复起来相对比较困难。

3. 注意事项 如果经过几天的自我治疗和休息之后,患处仍旧疼痛且行动不便,那么有可能是骨折、肌肉拉伤或者韧带断裂,需要立即到医院就医。

四、烫伤

烫伤分为三级：一级烫伤会造成皮肤发红有刺痛感；二级烫伤发生后会看到明显的水疱；三级烫伤则会导致皮肤破溃变黑。

1. 急救办法　一旦发生烫伤后，立即将被烫部位放置在流动的水下冲洗或是用凉毛巾冷敷，用冷水局部降温 10 分钟。如果烫伤面积较大，应该将整个身体浸泡在放满冷水的浴缸中。可以将纱布或是绷带松松地缠绕在烫伤处以保护伤口。

2. 绝对禁止　不能采用冰敷的方式治疗烫伤，冰会损伤已经破损的皮肤从而导致伤口恶化。不要弄破水疱，否则会留下瘢痕。也不要随便将抗生素药膏或油脂涂抹在伤口处，这些黏性的物质很容易沾染脏东西。

3. 注意事项　三级烫伤、触电灼伤以及被化学品烧伤务必到医院就医。另外，如果出现咳嗽、眼睛流泪或者呼吸困难，则需要专业医生的帮助。二级烫伤如果面积大于手掌的话，也应去医院就诊，专业的处理方式可以避免留下瘢痕。

五、窒息

真正的窒息在现实生活中很少发生，喝水呛到或是被食物噎到一般都不算是窒息。窒息发生时，患儿不会有强烈的咳嗽，不能说话或是呼吸，脸会短时间内变成红色或青紫色。

1. 急救方法

（1）迅速呼叫救护车。

（2）在等待救护车的同时，采用海姆立克急救法：抢救者应该马上把患儿抱起来，一只手握住患儿颧骨两侧，手臂贴住患儿的前胸，另一只手托住患儿后颈部，让其脸朝下，趴在抢救者膝盖上。在患儿背上拍 1～5 次，并观察患儿是否将异物吐出。

（3）如果上述操作异物没有出来，可以采取另外一个姿势，把患儿翻过来躺在坚硬的地面或木板上，抢救者跪下或立于其足侧，或取坐位，并使患儿骑在抢救者的两大腿上面朝前。抢救者以两手的中指或示指，放在患儿的胸廓下和脐上的腹部，快速向上重击压迫,重复直至异物排出,但动作要轻柔。

2.绝对禁止　不要给正在咳嗽的婴儿喂水或是其他食物。

3.注意事项　只要窒息发生,都要迅速呼叫救护车。

六、中毒

发生在家庭中的中毒一般是由于误食清洁、洗涤用品,一氧化碳吸入或是杀虫剂摄入。已经神志不清或是呼吸困难,应迅速呼叫救护车,并准备好回答如下问题:摄入或吸入什么物质,量是多少,患儿体重、年龄以及中毒时间。

直到症状出现才叫救护车往往会延误治疗时间。在等待救助过程中,不要给患儿吃喝任何东西,也不要企图帮助患儿催吐,因为有些有毒物质在被吐出来的过程中可能会伤害到患儿的其他器官。

只要中毒发生,都要迅速叫救护车抢救患儿。

七、炸伤

如果炸伤眼睛,不要去揉擦和乱冲洗,最多滴入适量消炎眼药水,并平躺,拨打120或急送有条件的医院。

如手部或足部被鞭炮、干燥剂等炸伤流血,应迅速用双手为其卡住出血部位的上方,如有云南白药粉或三七粉可以洒上止血。如果出血不止又量大,则应用橡皮带或粗布扎住出血部位的上方,抬高患肢,急送医院清创处理。但捆扎带每15分钟要松解一次,以免患部缺血坏死。

第四节　婴儿大便辨识

一、婴儿大便颜色及性状常识图解

(一)绿黑色,黏性

1.又名胎便,通常类似柏油状。胎粪是婴儿出生后最初的大便,是由羊水中带来的残渣形成的。它看上去黑中带绿,是正常现象,因为其中含有胆红素,这是红细胞的降解产物(彩图9-1,见文末彩插)。

2. 建议　婴儿在刚出生的3天内排出这样的大便是正常现象,妈妈不用担心。

（二）黄色,松软

1. 又名母乳喂养型婴儿大便,通常是黄色的凝固状。母乳中含有完美的营养,母乳喂养的婴儿大便一般不臭,大便时伴随放响屁,听上去排泄得很多(彩图9-2,见文末彩插)。

2. 建议　一直母乳喂养,这种类型的婴儿大便就会持续下去,直到添加配方奶或固体食物为止。

（三）黄褐色,厚实

1. 又名配方奶喂养型婴儿大便,通常是糊状。这样的大便是配方奶的副产物,可以来自完全的配方奶喂养,也可以来自对母乳的补充喂养(彩图9-3,见文末彩插)。

2. 建议　在此阶段,当大便过硬或水样时妈妈应引起注意。

（四）绿褐色,糊状

1. 又名固体食物掺入型婴儿大便,这是日常食品的混合产物,是正常的。当婴儿开始吃固体食物时,通常会排出绿褐色的大便,但也可能在这之前就看到过这种颜色的大便(彩图9-4,见文末彩插)。

2. 建议　这种颜色的婴儿大便,一般是正常的,但如果婴儿还有其他症状使你担忧时,最好咨询医生的专业意见。

（五）水样,褐色,松散

1. 又名腹泻型婴儿大便,通常呈水样,夹杂块状物。婴儿偶尔拉肚子不需要太紧张,但如果持续两天或更长的时间,就可能是腹泻。腹泻会造成脱水,也可能是感染的征兆(彩图9-5,见文末彩插)。

2. 建议　通常这种腹泻并不危险,但由于拉稀而流失大量体液从而导致脱水,这应该引起注意。需要给婴儿补充流质——配方奶和水,或进行多次母乳喂养。

（六）干，褐色，硬

1. 又名便秘型婴儿大便，通常外形和质地如泥土、黏土或卵石。偶尔的便秘是正常的，特别是配方奶喂养的婴儿。这类大便表面偶尔可见血丝，这是因为干硬的大便对肛门周围的软组织造成了轻度的撕裂伤。奶粉中含棕榈油，棕榈油分离的棕榈酸会和肠道中的钙质结合形成钙皂，就会造成婴儿大便干硬、便秘，同时影响脂肪和钙质的吸收。另外，奶粉中的牛奶蛋白是大分子蛋白质，婴儿胃肠道还没发育完全，大分子蛋白质消化不好会引起排便困难和便秘。

2. 建议　选择不含棕榈油的小分子蛋白配方奶粉。

（七）粉红色，半消化

1. 又名人为变色型婴儿大便。婴儿吃进什么就排出与吃进的食物外形相似的大便。一旦婴儿开始吃固体食物，你会发现婴儿的大便会随着每餐食物的不同而发生颜色和质地的变化。

2. 建议　母亲需要注意婴儿吃了些什么，确定吃进去的食物与排出的大便颜色之间的关系。如果婴儿的大便变成红色而又找不到明确的原因（没有吃过麦片粥或者红色食物等），请及时咨询医生。

（八）深绿色，厚而黑

1. 又名为补铁剂型大便。在某些婴儿体内，肠道细菌与补铁剂或铁强化配方奶中的硫酸铁反应，使大便呈深绿色，甚至有时呈绿黑色。只要婴儿吃这种铁剂或配方奶，那么这种颜色就会持续下去。

2. 建议　研究表明铁剂不会引起婴儿消化系统的疾病或不适，没有必要为这种颜色变化而担忧。

（九）亮绿色，绿色多泡

1. 又名前奶/后奶失衡型大便。对于母乳喂养的婴儿，当摄入的前奶比后奶多时，有时候就会排出亮绿色的大便。通常前奶甜而稀薄，后奶浓而多脂。

2. 建议　妈妈可每侧乳房哺乳时间至少保持 20 分钟，然后才换到另一侧乳房。有的时候,病毒也会使婴儿的大便变成亮绿色,如果婴儿变得挑剔,显得烦躁不适,应及时就医。

（十）带有红色血丝,带有血或黏液,且干硬

1. 又名血便。鲜红色大便表明婴儿的肛门周围有轻度撕裂伤或肛裂,是由于挤压导致肛门周围轻度的开裂。婴儿的大便中可能有黏液丝。

2. 建议　偶尔出血不用担心,通常一旦便秘问题解决了,出血也就停止了。如果出血较多(超过数滴)或当大便变软时出血还不止,要及时就医。

（十一）黑色、厚或柏油样

1. 又名黑便。黑便是又厚又黑的大便,可能含有来自上消化道的血液。

2. 建议　如果婴儿排出黑便,而又不是胎粪(通常在出生后几天内排出),应立即就医。

（十二）粉状,灰白色、无色或白色

1. 又名非正常婴儿大便。可能是胆汁缺乏的表现,可能出现肝脏或胆囊疾病。胆汁是产生于肝脏、储存在胆囊内的消化液。由于消化过程中胆汁的分泌,婴儿大便因此具有正常的颜色。如果婴儿的肝脏不产生胆汁,或者胆汁分泌受阻,他的大便就会变成白色。

2. 建议　白色大便是很少见的,应立即就医。

二、辨识注意事项

婴儿大便是判断婴儿消化系统功能和疾病的重要依据,婴儿每次大便都要细心观察,认真辨识,如有异常及时就医。

第十章　母婴口腔卫生知识与家庭护理

第一节　孕期口腔保健

一、概述

女性怀孕后体内雌激素水平增高，使得口腔内的正常菌群和身体内免疫系统的平衡状态被打破，加速了口腔疾病的发生或发作。孕前口腔疾病没有及时治疗，也为孕后口腔疾病的发生或发作埋下了隐患。

口腔的健康直接或间接影响着全身健康，是全身健康的重要组成部分。口腔是消化道的起始部分，如果口腔里的一些组织特别是牙齿发生了病变，那么会导致食物不能正常的消化和吸收，孕妈也就无法得到必需的营养，就容易造成不同程度的疾病，甚至会诱发全身疾病，进而危害腹中婴儿的发育。

了解口腔保健的基本知识，减少孕期牙病的发生，可以有效地阻止疾病的发生和发展。帮助孕妇掌握自我口腔护理知识，提高自我口腔保健水平，健康饮食、远离烟酒、不轻易使用药物。减少口腔内致龋菌的数量以降低母婴传播的危险性。

二、孕前全面口腔检查

1. 检查口腔是否清洁，是否需要做牙周洁治（洗牙）等口腔护理。

2. 是否有龋齿，如果有应及时治疗。

3. 牙龈是否红肿，甚至出血现象，如果有应做牙周的系统治疗。

4．口腔中是否有应该拔除的残根和残冠以及反复发炎的阻生智齿。如果有应该及时拔除，避免孕期急性发作。

5．拆除不良修复体（义齿），并重新进行修复。

6．检查有无缺失牙，如果有应该及时镶牙，以恢复咀嚼功能。

三、孕期口腔的保健

（一）建立良好的自我口腔保健行为，养成良好的口腔卫生习惯

1．养成早晚刷牙，饭后漱口的好习惯。

2．使用保健牙刷，牙齿面面刷到，时间约 3 分钟。

3．正确刷牙方法　提倡用"水平颤动拂刷法"，是口腔科医生推荐的一种有效去除牙菌斑的方法。选择软毛牙刷，将牙刷与牙长轴呈 45° 指向根尖方向（上颌牙向上，下颌牙向下），短距离横刷与竖刷相结合的方法。

4．提倡使用牙线。

5．远离烟酒、不轻易使用药物。

（二）增强营养，促进婴儿口腔健康

1．孕妇要注意平衡膳食，选择有利于身体健康的食物，包括蛋白质、各种维生素和必要的微量元素以利于胎儿的发育、骨骼和牙齿的形成和钙化。

2．孕早期应摄取优质蛋白质、足够的钙、磷和维生素 A 等营养物质，否则可能会影响胎儿乳牙抵抗龋病的能力。

3．孕中期的胎儿乳牙牙胚开始钙化，因此应加强对钙、磷无机物和维生素 A、维生素 D 等的摄入。孕妇应多吃豆制品、牛奶等含钙丰富的食物。平时可以做些户外活动，多晒太阳。

4．孕妇营养缺乏可导致胎儿营养不良，影响体格、智力的发育，还可使口腔组织发生改变，如导致牙钙化不全、错颌畸形、唇腭裂等不可逆的改变。

（三）孕期口腔常见病的防治

1．妊娠期牙龈炎　怀孕前应积极防治牙龈炎和牙周炎，早晚有效刷牙并使用牙线彻底清洁牙菌斑，保持牙周组织健康。

2．龋齿　孕前应及时检查和治疗龋齿,不要带着牙病怀孕。

3．智齿冠周炎　因孕期不宜实施复杂拔牙手术,且用药受限制,故应在孕前拔除阻生智齿。

第二节　婴幼儿口腔保健

一、目的

通过定期对儿童进行口腔健康检查,并对家长进行口腔保健指导,提高家长和儿童的口腔健康意识,帮助家长掌握正确的口腔卫生保健知识和技能,培养儿童养成良好的口腔卫生习惯,预防儿童龋病等口腔疾病,提高儿童健康水平。

二、内容与方法

在儿童健康检查时,进行口腔保健指导和口腔疾病筛查,并指导选择相应的干预措施。

问诊:询问儿童的喂养、饮食及口腔护理情况,了解是否喜食甜食、进食甜食的频率,是否有吮指、吐舌、口呼吸等不良习惯,是否使用安抚奶嘴,是否有口腔清洁、刷牙等卫生习惯。

三、口腔疾病筛查

1．面部检查　检查是否有唇裂、腭裂等颜面发育异常。

2．牙齿、口腔黏膜和舌系带的检查　检查牙齿的数目、形态、颜色、排列、替换及咬合情况,乳牙有无早萌、滞留、反咬合。检查有无口腔溃疡、鹅口疮、舌系带过短等异常。

3．龋齿检查　检查牙齿是否有褐色或黑褐色改变,或者出现明显的龋洞。

四、口腔保健指导

根据儿童的年龄阶段,从牙齿发育、饮食、口腔卫生指导等方面予以宣传教育。

1. 喂养 提倡母乳喂养,牙齿萌出以后规律喂养,逐渐减少夜间喂养次数。人工喂养儿应当避免奶瓶压迫其上下颌,不要养成含着奶瓶或含着乳头睡觉的习惯。牙齿萌出后,夜间睡眠前可喂服 1～2 口温开水清洁口腔;建议儿童 18 个月后停止使用奶瓶。

2. 饮食习惯 减少每天吃甜食和饮用碳酸饮品的频率,预防龋病的发生;牙齿萌出后,进行咀嚼训练,进食富含纤维、有一定硬度的固体食物;培养规律性的饮食习惯,注意营养均衡。

3. 牙齿萌出 牙齿萌出是婴儿可能出现喜欢咬硬物和手指、流涎增多的原因,个别婴儿会出现身体不适、哭闹、牙龈组织充血或肿大、睡眠不好、食欲减退等现象。待牙齿萌出后,症状逐渐好转。建议这一时期使用磨牙饼干或磨牙棒以减轻症状。

4. 口腔清洁 注意儿童的口腔清洁,尤其在每次进食以后。牙齿萌出后,家长应当用温开水浸湿消毒纱布、棉签或指套牙刷轻轻擦洗婴儿牙齿,每天 1～2 次。当多颗牙齿萌出后,家长可用婴幼儿牙刷为幼儿每天刷牙 2 次。3 岁以后,家长和幼儿园老师可开始教儿童自己选用适合儿童年龄的牙刷,用最简单的"画圈法"刷牙,其要领是将刷毛放置在牙面上,轻压使毛刷屈曲,在牙面上画圈,每部位反复画圈 5 次以上,牙齿的各个面(包括唇颊侧、舌侧和咬合面)均应刷到。此外,家长还应每天帮儿童刷牙 1 次(最好是晚上),保证刷牙的效果。当儿童学会含漱时,建议使用儿童含氟牙膏。

5. 纠正不良习惯 幼儿期尽量不用安抚奶嘴;纠正吸吮、咬唇、吐舌、口呼吸等不良习惯。

6. 口腔健康检查 儿童应该在第一颗乳牙萌出后 6 个月内,由家长选择具备执业资质的口腔医疗机构检查牙齿,请医生帮忙判断儿童牙齿萌出情况,并评估其龋病的风险。此后每半年检查一次牙齿。

7. 局部应用氟化物预防龋病 3 岁以上儿童可接受由口腔专业人员实施的局部应用氟化物防龋措施,每年 2 次。对龋病高危儿童,可适当增加局部用氟的次数。

8. 窝沟封闭预防龋病　窝沟封闭是预防磨牙窝沟龋的最有效方法。应当由口腔专业人员对儿童窝沟较深的乳磨牙以及第一恒磨牙进行窝沟封闭，用高分子材料把牙齿的窝沟填平，使牙面变得光滑易清洁，细菌不易存留，达到预防窝沟龋的作用。

9. 出现唇裂、腭裂等颜面发育异常、舌系带过短、乳牙早萌或滞留、乳牙反咬合、龋齿等异常情况，应当及时就医。婴幼儿口腔保健流程见彩图10-1（见文末彩插）。

附表 1　母婴护理师职业素养的评分标准

项目	分值	内容	备注	扣分
职业道德	10	遵纪守法	无执业投诉，无不良行为记录	投诉一次扣 2 分，严重者评定为不合格
	10	诚实守信		
	10	爱岗敬业		
	10	不涉家私		
法律法规	10	《民法通则》《劳动法》《妇女儿童权益保障法》《未成年人保护法》《消费者权益保护法》《老年人权益保障法》《食品卫生法》等	熟悉	违背职业法律法规，无健康证、上岗证评定为不合格
	10	工作纪律	无迟到早退、履行请假规定	投诉一次扣 2 分，未经允许外出造成的影响评定不合格
	10	安全服务	母亲安全婴儿安全	投诉一次扣 2 分，发生安全事故评定为不合格
	10	卫生服务	环境、母婴身体、饮食卫生	投诉一次扣 2 分
社交常识	10	形象要求	符合职业仪表规范	服装、饰品一处不合格扣 2 分
	10	文明礼貌、言行稳重	符合职业行为规范	投诉一次扣 2 分
合计	100			

附表 2　家庭消毒与物品分类放置的评分标准

项目	分值	操作内容	评分依据	扣分
用物准备 10分	5	**评估环境：**整洁、宽敞	口述	
	5	**用物准备：**笔、标识纸		
操作要点 70分	5	1. 评估房间大小，主要是母婴房间面积，公共活动区域、厨房、卫生间的分布结构		
	5	2. 房间柜子的摆放位置，新生儿、产妇物品有无分类放置		
	10	3. 新生儿衣物、被褥每次使用后清洗干净，放置时贴好标签，分类放置		
	10	4. 房间的擦洗抹布用颜色进行分类标识，用红、黄、绿等颜色分开，标识明确。每次使用后清洗、消毒备用		
	10	5. 拖把使用要有标识，房间和卫生间分开使用，注意消毒		
	10	6. 每天清洗母婴衣物，晾干后分类放置，干燥保存		
	5	7. 房间卫生清洁，通风良好，空气清新，温度 22～24℃，湿度 50%～60%，无异味，每天通风 2～3 次，每次 20～30min		
	5	8. 产妇的床单每周更换一次，有污物时随时更换。所有的物品放置要标识清楚，便于取用		
	5	9. 物品消毒要记录，按时间顺序使用物品		
	5	10. 垃圾分类明确，厨房垃圾与其他垃圾分开		
终末评价 20分	4	1. 保证标识清楚		
	4	2. 衣物清洗后日晒消毒		
	4	3. 分类放置，取用方便		
	4	4. 擦洗抹布、拖把标识清楚		
	4	5. 垃圾分类清晰		
得分合计				

附表 3　母婴家庭护理探视制度告知

项目	分值	操作内容	评分依据	扣分
用物准备 20分	10	**评估**：安全、消防情况		
	10	**用物**：指导书、签字笔		
操作要点 70分	10	1. 母婴护理中心实行责任到人，专人负责制。在家庭护理中，月嫂应该遵守主家的风俗习惯		
	6	2. 接触婴儿时要洗手		
	10	3. 固定母婴房间，限制亲戚、朋友探视，以免造成婴儿感染。特别是患感冒、传染病的家属要注意不要进入母婴房间		
	8	4. 房间定时通风，每个房间通风 30min，物体表面用酒精擦拭		
	10	5. 在母婴中心，家属探视时，要保持房间整洁、安静，限制陪护、探视时间，每天下午4～5点		
	10	6. 入室前洗手、穿鞋套，探视新生儿时戴口罩，测体温		
	10	7. 呼吸道感染与发热人员禁止探视		
	6	8. 请不要在房间内吸烟、喝酒、大声喧哗，保持卫生，干净整洁		
注意事项 10分	5	1. 告知到位，有效告知		
	5	2. 执行效果好		
得分合计				

附表 4　产妇房间更换床单的评分标准

项目	分值	操作内容	评分依据	扣分
用物准备 20分	5	**评估**：①床单、被罩卫生状况		
	5	②消毒后的一套床单、被套、中单、枕套		
	6	③保持整洁，每周全部更换一次，如有污渍随时更换，所有更换的单子卷起来放入污衣袋内		
	4	**用物准备**：被罩、床单、中单、枕套		

续表

项目	分值	操作内容	评分依据	扣分
操作要点 60分	8	1. 更换床单时要让产妇在另一房间内等待		
	12	2. 先铺床单,再铺中单→更换枕套→被套		
	10	3. 将更换下来的床单、被罩等污物放到污衣袋内		
	12	4. 床单、中单有污渍时,要向内翻卷→从床头向床尾卷起来,放入污衣袋内		
	8	5. 将干净的床单、被罩铺好		
	10	6. 整理好床单位,让产妇舒适卧位		
终末评价 20分	5	1. 动作轻巧,手法正确,操作熟练		
	5	2. 床铺平整,美观实用		
	5	3. 体现人文关怀,使产妇身心舒畅		
	5	4. 原则上每周更换,时间准确		
得分合计				

附表5　抚摸、语言、音乐胎教方法的评价标准

项目	分值	操作内容	评分依据	扣分
用物准备 5分	5	**用物准备:**音响设备或录音设备		
操作流程 60分		1. 音乐胎教		
	3	①每天选固定时间,选在胎儿清醒时,即有胎动的时候		
	2	②提前选好音乐,放置在音响设备内,距离产妇1米以上的地方		
	3	③产妇可采取自由体位,随着音乐产生美好联想,对胎儿加以深切期望和浓浓爱意		
	4	④孕妇从17周时开始听胎教音乐,每天2～3次,每次5～10min		
	5	⑤孕妇欣赏音乐时,不要长时间平卧,以免压迫下腔静脉,导致胎儿缺氧		
	3	⑥孕妇还可以随音乐给胎儿唱儿歌		

项目	分值	操作内容	评分依据	扣分
操作流程 60分	5	**2. 语言胎教** ①给胎儿取个小名并经常亲切地呼唤胎儿的小名。在怀孕早期孕妇可配合抚摸胎教在午睡或晚上睡觉前实行语言胎教。孕妇躺下后温柔地抚摸胎儿，对胎儿说些充满爱意的话，也可以告诉胎儿一天的生活		
	5	②利用散步和买东西的形式进行社会学习，孕妇与胎儿随时交流。走到哪说到哪，见到什么描述什么。孕妇的语言描述与想象会传达给胎儿，有利于胎儿大脑神经的发育，有利于胎儿的想象力和思维		
	5	③对胎儿实行系统的儿歌、诗词、故事输入。孕妇要吐字清晰，持之以恒，耐心、愉悦，把胎教作为一种享受		
	5	④准爸爸积极参与语言胎教。胎儿喜欢听父亲低沉、温柔的声音。父亲和母亲同时对胎儿实行语言胎教，既能够增进母子、父子间的感情，也能让胎儿同时感受到父亲的阳刚之气和母亲的阴柔之美，对于培养胎儿良好的性格是非常有利的		
	10	**3. 抚触胎教** ①**触压拍打法**：怀孕4个月以后，在抚摸的基础上能够实行轻轻的触压拍打练习 **具体做法**：孕妇平卧，放松腹部，先用手在腹部从上至下、从左至右来回抚摸，并用手指轻轻按下再抬起，然后轻轻做一些按压和拍打动作，给胎儿以触觉刺激。一般坚持几个星期后胎儿会有所反应，如身体轻轻蠕动、手脚转动等。当胎动时，在胎儿运动的位置轻轻按压，胎儿会感到外界的回应，可能还会继续跟你互动		
	5	②**想象抚摸法** **体位**：孕妇仰卧在床上，头不要垫得太高，全身放松，呼吸匀称，心平气和，面部呈微笑状，双手轻放在腹部也可将上半身垫高，采取半仰姿势。不论采取什么姿势但一定要感到舒适		

项目	分值	操作内容	评分依据	扣分
操作流程60分	5	**方法:** 孕妇双手从上至下,从左至右,轻柔缓慢地抚摸胎儿,想象着你的双手真的爱抚在可爱的胎儿身上,心中有一种喜悦和幸福感,深情地说着喜爱胎儿的言语。每次 2～5min,每天 2 次。如果配以轻松愉快的音乐实行效果更佳 ③**来回抚摸法:** 孕妇在腹部完全松弛的情况下用手从上至下、从左至右,来回抚摸。想象着你的双手真的爱抚在可爱的胎儿身上,心中有一种喜悦和幸福感,深情地默想:"小宝宝,妈妈真爱你""小宝宝真舒畅"等		
注意事项25分	5	①触压拍打法 **注意事项:** 开始时每次 5min,等做出反应后,每次 5～10min,在按压拍打胎儿时动作一定要轻柔,孕妇还应注意胎儿的反应,如果感觉到胎儿用力挣扎或蹬腿,表明他不喜欢,应立即停止		
	5	②想象抚摸法 **注意事项:** 给胎儿抚摸应该定时,比较理想的时间是在傍晚胎动频繁时,也可以在夜晚 10 点左右。但不可太晚以免胎儿兴奋起来手舞足蹈,使母亲久久不能入睡。每次的时间 5～10min 为宜		
	5	③来回抚摸法 **注意事项:** 抚摸时动作宜轻,时间不宜过长,每次 2～5min		
	10	④胎教抚摸不等于"乱摸"。孕妇怀孕不到 37 周,千万不要频繁摸腹部,这样会引起子宫收缩,可能导致胎儿早产。不当手法还可造成脐带绕颈、胎位不正。这并不是不让孕妇摸腹部,而是提醒孕妇要用正确的方式		
终末评价10分	5 5	1. 熟练掌握胎教方法 2. 能正确指导孕妇实施		
		得分合计		

附表6　分娩先兆的识别方法

项目	分值	操作内容	评分依据	扣分
识别要点65分	10	1. 宫缩 ①不规律子宫收缩：子宫收缩时间较短且不恒定，程度比较轻，间隔时间比较长且无规律，常在夜间出现，晨起消失		
	15	②规律宫缩：初产妇宫缩5～6min一次，每次持续30～40s，间隔时间越来越短，持续时间越来越长，疼痛程度逐渐加重并且伴有胎头下降，子宫颈逐渐消失→进入临产，此时需要入院待产		
	10	2. 见红 分娩前24～48h，阴道有少量暗红色血液或血性黏液排出。它是因为子宫颈内口附近的胎膜与该处的子宫壁分离，毛细血管破裂引起的，俗称"见红"		
	10	3. 子宫底下降 分娩前大部分孕妇有子宫底下降感，胃部压力减轻，食欲增加		
	10	4. 破水 ①正常情况下胎膜应该在临产以后破裂。如出现"早破水"，也就是破水发生在腹痛之前，一般是由机械性刺激、感染、头盆不称、外伤等引起的。破水后，孕妇应尽快到医院待产。对于胎位不正的产妇，如臀位、横位应采取头低臀高位，以防发生脐带脱垂		
	10	②可疑胎膜破裂者也应及时去医院检查以确定是否破水，以防感染		
健康宣教25分	10	告知孕妇及家属分娩先兆的临床表现以及入院所需要携带的用物		
	5 10	预产期前尽量不要出远门，以免出现意外 家属要提前熟悉医院布局，了解产科、产房、急诊的具体位置以及住院流程，做到心中有数		
终末评价10分	5 5	1. 熟练掌握分娩先兆，了解住院时机 2. 能指导孕妇放松心情，坦然面对		
得分合计				

附表 7　告知产妇在分娩三产程中如何配合

项目	分值	操作内容	评分依据	扣分
告知内容 70 分	20 15 5 10 10 10	**环境:待产室** **告知配合方法:** 1. 第一产程:大概需要 11~12h ①潜伏期:规律宫缩到子宫口开大 6cm。这一段时间比较长,应让产妇情绪稳定,心情愉悦,让产妇放松身体,可以听音乐、看书、自由活动(胎位不正已破膜、头高浮者除外)等。初产妇由于环境陌生而情绪紧张,需要陪伴和关注、建立信心。积极配合医务人员,调整呼吸,放松心情,可以晃动身体,给产妇按摩,告知产妇尽量多进食、多喝水,保持体力。定时排便 ②活跃期:子宫开大 6~10cm。一定不要独处,陪侍人员帮助产妇按摩腰骶部,以减轻疼痛。**注意:千万不要敲打腰骶部,以免造成胎盘早剥(口述)。**给产妇以鼓励、安慰和支持,增强信心,帮助进食、喝水,吃些能量高的食物,如巧克力。了解产程进展,积极配合助产师,无宫缩时尽量休息,保持体能,排空膀胱,以利胎儿顺利通过产道,加速分娩进程。教会产妇在第二产程时屏气用力,使胎儿顺利娩出 ③教会产妇正确呼吸放松法,自由体位 2. 第二产程:从子宫口开全(10cm)到胎儿娩出,初产妇一般为 1~3h。积极配合,听从助产师指导,宫缩时正确屏气用力,宫缩过后放松休息,保持体力,顺利娩出胎儿 3. 第三产程:从胎儿娩出到胎盘娩出 5~15min,最长不超过 30min 4. 第四产程:从胎盘娩出到产后 2h。这一阶段分娩已完成,需要在产房观察 2h。在此阶段,母婴进行皮肤早接触,早吸吮,观察产后出血及产妇的生命体征、新生儿情况,如无异常于产后 2h 送入病房	未口述扣 5 分	

续表

项目	分值	操作内容	评分依据	扣分
健康宣教20分	10	1. 告知陪侍人员，随时给予产妇安慰和支持		
	10	2. 给予产妇精神支持和饮食支持，积极配合医务人员，帮助产妇顺利完成分娩		
终末评价10分	5	能给予产妇积极的精神支持和帮助，给予安抚，饮食支持		
	5	能指导产妇放松心情，坦然面对		
得分合计				

附表8　产妇心理疏导的评分标准

项目	分值	操作内容	评分依据	扣分
用物准备20分	10	**评估环境**：安静、整洁，室温 22～24℃，光线充足		
	5	**操作者评估**：着装整洁，能给产妇亲切感、洗手、戴口罩		
	5	**用物准备**：纸、笔、评估表		
操作要点60分	15	1. 评估：产妇情况、家庭情况、婆媳关系、夫妻关系、社会状况、人际沟通、睡眠状况		
	10	2. 密切观察产妇的心理变化，如出现不良情绪时及时疏导，如果无法控制，烦、怒、幻听、幻觉时，要有心理咨询师介入		
	5	3. 引导产妇家人了解产褥期产妇的心理，体谅产妇，给予关怀和照顾，尤其是丈夫，应多给予陪伴，设法转移产妇注意力，减轻产妇心理负担		
	10	4. 告知产妇对自身的心理变化，要及时倾诉，出现体力不支，奶水不足时及时纠正，保持心理平衡		
	10	5. 丈夫支持，自身改变，帮助产妇认同母亲的角色，主动关心、鼓励、称赞她，消除其自卑的心态		

项目	分值	操作内容	评分依据	扣分
操作要点 60分	5	6. 沟通技巧、语言表达：用善意的、充满爱心的言语与产妇沟通，协助产妇多休息，保证充足睡眠，不要强迫自己做不想做的事		
	5	7. 鼓励产妇倾吐心声并耐心倾听，并随时给予安慰、鼓励，满足其心理需要。如晚上睡眠不好、情绪不好可去医院就诊		
终末评价 20分	5	1. 评估熟练		
	10	2. 评估准确		
	5	3. 操作时间 5min		
得分合计				

附表9　产妇下床活动与探视注意事项告知

项目	分值	操作内容	评分依据	扣分
告知要点 75分	15	1. **产妇评估**：分娩方式、出血量、有无分娩并发症及合并症，有无侧切		
	15	**2. 告知内容** ①自然分娩下床活动时间为产后6～12h，产后第二天可在室内随意走动；阴道手术助产及剖宫产术后，可适当推迟下床活动时间		
	15	②有分娩合并症及并发症的产妇，要根据身体恢复情况，决定下床活动时间，活动应循序渐进，先在床上缓慢做起，无不适后，再下床。如坐起后有头晕、眼花、呼吸急促等症状时，寻找引起不适的原因，要延迟下床活动时间		
	10	③产褥期一周后可做些简单的家务劳动，避免过度劳累		
	10	④产妇康复锻炼应逐渐加强，不可运动过量		

续表

项目	分值	操作内容	评分依据	扣分
告知 要点 75分	10	⑤产妇分娩后及月子期间，应减少亲戚朋友探视，因新生儿与产妇身体抵抗力低，不宜接触探访者，以免引起感染		
注意 事项 15分	5 5 5	1. 首次下床活动时间不宜过长 2. 产后不要过早负重，以免引起不良后果 3. 产褥期确定盆底康复时间，并指导做康复操		
终末 评价 10分	5 5	1. 操作熟练 2. 告知准确		
得分合计				

附表 10　母婴日常护理流程

项目	分值	操作内容	评分依据	扣分
用物 准备 15分	5	**评估环境**：每天观察室评估室温 22～24℃，湿度 50%～60%，环境整洁，安静、舒适、安全、光线良好	缺一项扣 2分	
	5	**用物准备**：体温计、血压计、中单、一次性手套、纸、笔		
	5	**操作者准备**：仪表端庄，衣帽整洁，洗手，戴好口罩		
护理 流程 75分	3	1. 每天开窗通风 20～30min，保持室内空气清新，每天通风 2～3 次，保持温度 22～24℃，湿度 50%～60%		
	3	2. 观察生命体征，测量体温、血压。正常体温 36～37℃，血压（90～140）/（60～90）mmHg，体温、血压超过以上范围，应去医院检查		
	2	3. 有会阴侧切的产妇，卧于健侧，剖宫产的产妇可采取侧卧位，或半坐位		
	2	4. 观察产妇阴道出血情况，保持外阴清洁，如果有侧切伤口，每天用碘伏消毒外阴 2 次（碘伏按说明书的用法使用）		

项目	分值	操作内容	评分依据	扣分
护理流程70分	5	5. 剖宫产产妇观察伤口有无渗血、渗液情况,如有渗出要告知家属,去医院检查渗出原因		
	5	6. 观察恶露情况,注意恶露的颜色、量、气味(参照附表11)		
	5	7. 问询观察乳房情况,有无肿胀、硬结,如有肿胀参照附表30处理		
	5	8. 观察大小便,大便1~2次,保持大便通畅,如有便秘情况,要多吃含纤维高的食物,多吃水果和蔬菜		
	5	9. 观察母乳喂养是否正常,指导母乳喂养(参照附表23)		
	5	10. 指导产后康复锻炼,每天下午一次		
	2	11. 饮食指导,做好产妇营养餐		
	3	12. 观察产妇情绪,倾听产妇主诉,做好心理疏导,如有焦虑、抑郁情绪,及时就医		
		13. 新生儿的观察护理		
	5	①观察新生儿大小便情况,大便每天1~4次,小便每天至少6次。注意大小便的颜色,新生儿大便前3天由墨绿色逐渐转变成金黄色,小便为淡黄色或无色,无异味,如果小便成血红色或者深红色甚至有异味,可能摄入量不够,应加强喂养,如果小便颜色没有好转,应及时就医		
	5	②观察新生儿的吃奶和睡眠情况,新生儿睡眠每天16~18h,观察有无吐奶,溢奶(参照附表53)		
	5	③做好新生儿脐部护理,脐带脱落前,每天用75%酒精消毒脐带(参照附表39)		
	5	④做好新生儿五官护理(参照附表41、48)		
	5	⑤做好臀部护理(参照附表40)		

续表

项目	分值	操作内容	评分依据	扣分
护理流程 70分	5	⑥观察新生儿皮肤情况有无黄疸。如果新生儿黄疸发展快,不好好吃奶,大小便颜色异常,应及时就医		
终末评价 10分	4	1. 按照流程有序工作		
	3	2. 能与产妇有效沟通		
	3	3. 每项工作都能有效果		
得分合计				

附表 11　产后恶露观察的评分标准

项目	分值	操作内容	评分依据	扣分
用物准备 15分	4	**评估环境:**宽敞明亮、温湿度适宜	口述	
	3	**用物准备:**治疗单1块		
	8	**操作者自身评估:**穿整洁衣服、头发整洁,洗手、指甲剪好、戴口罩		
操作要点 75分	5	1. 观察前准备:调节室温至22～24℃,关闭门窗	口述:恶露持续时间 4～6 周	
	5	2. 协助产妇平卧屈膝,臀下垫会阴垫		
	10	3. 向产妇了解每天更换卫生垫的次数、出血量、颜色、有无恶臭味		
	10	4. 观察会阴部伤口情况	口述:询问产妇伤口有无红肿热痛不适主诉口述	
	10	5. 观察恶露的量、色、气味等。恶露分下面3种:①血性恶露:血性恶露出现在产后最初3～4天,色鲜红,含大量血液、量多,有时有小血块		
	5	②浆液性恶露:色淡红,含少量血液,有较多坏死蜕膜组织,阴道排液,并有细菌,浆液性恶露持续约10天		
	5	③白色恶露:色泽较白,黏稠,含大量白细胞,坏死蜕膜组织,表皮细胞和细菌,白色恶露持续3周左右		

项目	分值	操作内容	评分依据	扣分
操作要点 75分	5	6. 健康宣教：半卧位休息，利于恶露的引流；有会阴侧切的产妇取健侧卧位休息，进行适当的活动		
	10	恶露排出的方法： ①下床活动 ②让婴儿吸吮促进宫缩		
	5	7. 撤去污单，协助产妇穿好衣物		
	2	8. 整理床铺，需更换的床单、衣物及时送洗		
	3	9. 洗手，记录		
终末评价 10分	3	1. 操作熟练程度		
	4	2. 有洁污观念、注意保暖		
	3	3. 操作时间 5min		
得分合计				

附表12　产后防止下肢静脉血栓形成的护理方法

项目	分值	操作内容	评分依据	扣分
防护要点 70分	10	1. 评估产妇情况	口述	
	15	2. 告知产后 7～12 天出现下肢肿胀疼痛及皮肤温度、颜色，如有改变应及时就诊		
	10	3. 告知产妇产后血栓形成的原因→活动量少		
	10	4. 产后饮食上没有调理好也会出现血栓形成		
	10	5. 产后要及早下床活动，不要经常躺在床上。不要久坐、久站，尤其是剖宫产术后		
	5	6. 家属要帮助按摩肢体，活动四肢，保持血液循环畅通		
	5	7. 剖宫产术后 24h 就要起床活动，增强体质，多喝水，稀释血液		
	5	8. 促进排泄，注意大小便的通畅，每天大便一次		

项目	分值	操作内容	评分依据	扣分
注意事项20分	5	1. 要经常下地活动		
	5	2. 饮食多吃蔬菜水果		
	5	3. 多喝水,促进排泄		
	5	4. 观察大小便次数		
终末评价10分	5	1. 操作熟练		
	5	2. 告知准确		
得分合计				

附表 13　产褥期洗头、洗澡的评分标准

项目	分值	操作内容	评分依据	扣分
用物准备20分	10	**评估环境:** 安静、整洁,室温 26～28℃,光线充足		
	5	**操作者评估:** 着装整洁,能给产妇亲切感、洗手、戴口罩		
	5	**用物准备:** 毛巾、洗发液、护发素、沐浴液、吹风机,换洗衣物		
操作要点60分	10	1. 评估:产妇身体状况,产后一周		
	5	2. 调好水温在 40℃左右,室内与浴室内温度不能相差很大,以免感冒	口述洗澡水温	
	10	3. 洗头、洗澡前关闭门窗,淋浴前调好水温、室温,准备好洗头、洗澡用物及换洗衣物		
	10	4. 帮助产妇脱去衣物,注意安全,防止产妇跌倒受伤,洗澡时间不应超过 10min		
	5	5. 洗澡顺序:先冲洗手、臂、身体,最后洗头		
	5	6. 洗完后,帮助产妇用干毛巾擦干全身,吹干头发,换好干净衣服,防止感冒		
	5	**注意事项**①告知产妇洗澡的好处→可促进血液循环		
	5	②洗头、洗澡可使心情愉悦		

项目	分值	操作内容	评分依据	扣分
操作 要点 60分	5	③夏天2天洗一次澡,5天洗一次头;冬天每周洗一次澡。保持皮肤干净,减少细菌感染带来的疾病		
终末 评价 20分	5	1.评估准确		
	5	2.操作熟练		
	5	3.操作时间10min		
	5	4.以产妇为中心的服务		
得分合计				

附表14　会阴侧切伤口护理操作的评分标准

项目	分值	操作内容	评分依据	扣分
用物 准备 20分	4	**评估环境**:温度22～24℃,关闭门窗、窗帘遮挡	口述	
	8	**用物准备**:小单1块、碘伏、大棉签、弯盘		
	8	**操作者自身评估**:穿戴整洁,取下手部饰物,洗手、指甲剪好		
操作 要点 70分	5	1.调节室温至22～24℃,关闭门窗、窗帘遮挡	口述	
	5	2.协助产妇取平卧屈膝位		
	5	3.帮助产妇脱去近侧裤腿,臀下垫上小单		
	10	4.查看伤口情况,有无渗血、硬结、红肿、血肿及有无分泌物		
	5	5.用大棉签蘸取碘伏擦洗伤口		
	10	6.擦洗顺序:从上到下,从内到外,会阴伤口单独擦洗,擦过肛门后弃掉棉签,再换干净的碘伏棉签擦洗一次	操作顺序 错误扣分	
	5	7.大便后,用清水清洗会阴,保持会阴部清洁干燥		
	5	8.会阴有水肿者,用50%硫酸镁湿热敷		
	5	9.健康宣教:嘱产妇向会阴伤口对侧卧位,保持会阴伤口清洁,适当下床活动		
	5	10.撤去小单,协助产妇穿好衣物		
	5	11.整理床铺		
	5	12.洗手、记录,处理污物		

续表

项目	分值	操作内容	评分依据	扣分
终末	3	1. 操作熟练程度		
评价	4	2. 有洁污观念		
10分	3	3. 操作时间 10min		
		得分合计		

附表15　产后擦浴、会阴护理方法的评分标准

项目	分值	操作内容	评分依据	扣分
用物准备20分	4	**评估环境**：温度 26～28℃，关闭门窗、窗帘遮挡	口述	
	8	**用物准备**：浴巾、毛巾 3 条、肥皂、换洗衣物、水壶（50～60℃热水）、盆 2 个		
	8	**操作者自身评估**：穿整洁衣服、头发整洁，取下手部饰物，洗手、指甲剪好、卷袖过肘		
操作要点70分	5	1. 擦浴准备：调节室温至 26～28℃，关闭门窗，避免对流风；准备好擦浴用物	口述	
	2	2. 产妇取平卧位		
	5	3. 擦脸、颈部：用温湿毛巾擦洗眼、鼻、耳、脸、颈部		
	5	4. 擦上肢、手：协助产妇脱去上衣；从肩部→手，从外侧→内侧→腋窝，擦后用衣服 / 被子及时盖好	操作顺序错误扣分	
	5	5. 擦胸腹部：从胸部→乳房→腹部，从上→下，擦后用衣服 / 被子及时盖好		
	10	6. 擦背部：产妇取侧卧位，背向操作者；从颈→背→腰→臀，从中间→两侧，擦后用衣服 / 被子及时盖好		
	10	7. 擦下肢、足：产妇平卧位，协助产妇脱裤子、袜子、遮盖会阴；擦下肢→足，从上→下，从前→两侧→后侧（将腿弯曲），擦后用衣服 / 被子及时盖好	口述：擦足时更换毛巾	

项目	分值	操作内容	评分依据	扣分
操作要点 70分	10	8. 擦会阴：产妇取平卧位，双腿屈曲外展；擦会阴→肛门，从上→下，从内到外，擦后用衣服/被子及时盖好	口述：擦会阴时更换毛巾，注意观察会阴部黏膜和阴道出血量、颜色、性状	
	5	9. 撤去污单，擦干产妇皮肤，协助更换干净衣物、袜子		
	3	10. 更换卫生巾，保持会阴清洁干燥		
	5	11. 整理床铺，需更换的床单、衣物及时送洗		
	5	12. 洗手、记录		
终末评价 10分	3	1. 操作熟练程度		
	4	2. 有洁污观念、水温适中、注意保暖		
	3	3. 操作时间 5min		
得分合计				

附表16　产褥期营养配制

项目	分值	操作内容	评分依据	扣分
用物准备 20分	4	**评估环境**：清洁、宽敞、消毒	口述	
	6	**用物准备**：清洁消毒用具、案板生熟分开使用，各种用具要保持表面光洁、干燥，使用前再次冲洗		
	6	**食材准备**：新鲜、安全、整齐，营养高，仔细清洗，食物要多样化，冷冻食品食用前要重新加热消毒		
	4	**操作者自身评估**：穿整洁衣服、头发整洁，取下手部饰物，卷袖过肘		
操作要点 50分	2	1. 月子餐的配制与做法	口述月子餐的配制与做法	
	8	2. 评估产妇身体情况，有无家庭禁忌；有无个人饮食禁忌，有无过敏食物等，配制食物时要根据产妇分娩情况制作餐食。做到食物种类齐全，保证使产妇摄取足够营养		
	5	3. 自然分娩的产妇，第一周以清淡、易消化饮食为宜		

项目	分值	操作内容	评分依据	扣分
操作要点 50分	5	4. 剖宫产产妇第1天要禁食,排气后先进流食,之后半流食,逐步改为正常饮食		
	5	5. 剖宫产后第2天可进食软烂半流食,每天4~5餐,3天后可恢复正常饮食。一般采用"三菜一汤",举例:清炖鲫鱼汤、香菇炒油菜、肉末豆腐、米饭等食物		
		6. 清炖鲫鱼汤的做法		
	5	①了解产妇有无禁忌证、过敏情况		
	5	②原则:少盐、少油、清淡为主,配菜时要加入有颜色的食材,使色香味全		
	5	③按产妇食量选取鱼的大小:鱼要新鲜,清洗干净,去鳞、去鳃、去掉内脏,去除鱼肚内黑膜,在鱼身两侧斜花刀,切好葱、姜备用		
	5	④锅里放油,再放少许盐,将鱼放入锅内,将鱼煎至两面金黄,加入开水,加入生姜片、葱段,放少许料酒,加一些嫩豆腐、枸杞,炖8min,放入盐和胡椒粉,再加一些小葱即可		
	5	7. 炒菜要少油,以清淡为主,要做到色、香、味齐全,使人一看就有食欲		
注意事项 10分	2	1. 注意家庭习惯,有无禁忌,有无过敏		
	2	2. 注意食物特性,制作、清洗方法		
	2	3. 尽量保证食物的原始营养不丢失		
	2	4. 掌握正确的烹调方法		
	2	5. 保证食物的新鲜、干净,色香味齐全		
终末评价 20分	2	1. 操作熟练		
	2	2. 食品配制顺序正确		
	3	3. 原料、辅料选择正确		
	2	4. 清洗干净、操作间整洁		
	3	5. 餐具使用后清洁消毒、干燥保存		
	3	6. 餐食营养好,对下奶有帮助		
	2	7. 色香味全,评价好		
	3	8. 操作时间把握准确		
得分合计				

附表 17　母婴用物分类放置的评分标准

项目	分值	操作内容	评分依据	扣分
用物准备 20 分	5	**评估环境**：安静、整洁，室温 28℃，湿度 50%～60%，光线充足，宽敞；开窗通风 20min，关闭后操作	用物不足酌情扣分	
	5	**操作者评估**：着装整洁、洗手、戴口罩		
	5	**用物准备：** 哺乳用品：奶瓶、奶嘴、奶瓶消毒器、奶瓶刷、无菌奶瓶储存盒、吸奶器、调温器		
	5	沐浴用品：浴盆、沐浴巾、纱布毛巾、沐浴露、洗发乳、爽身粉、润肤乳、体温计、棉棒、指甲剪、纸尿裤		
操作要点 70 分	6	1. 洗手，将所需用物按清洁程度分类放置	物品混放扣分	
	10	2. 母婴用物单独放置，保持干净、整洁		
	4	3. 床单每周更换一次，扫床时要湿扫		
	10	4. 若需使用奶瓶，将奶瓶放置清洁区域使用，使用完毕后，将奶瓶、奶嘴卸至最小单元放入清洗容器中清洗，清洗完成后，放入消毒器消毒，并将其放入储存盒中备用	未拆卸，清洗位置错误扣分	
	10	5. 将奶瓶刷等晾干，消毒备用		
	10	6. 再次洗手，将沐浴用品放置干净、阴凉、通风处，所有物品要保持干燥、清洁		
	5	7. 使用过程中，浴液或洗发乳取出后不可再放回	未洗手扣分	
	5	8. 浴盆使用后擦干备用		
	5	9. 使用后的毛巾、浴巾用清洗剂清洗干净，并在通风处悬挂晾干（必要时煮沸消毒晾干后备用）	多取扣分未擦干或方法错误扣分口述	
	5	10. 使用完后将沐浴用品放置干净、阴凉、通风处，并置于易取之处		
终末评价 10 分	3	1. 操作熟练程度		
	4	2. 对物品清洁度认知程度		
	3	3. 操作时间 15min		
得分合计				

附表 18　预防产褥期感染的评分标准

项目	分值	操作内容	评分依据	扣分
用物准备 20分	5	**用物准备**：中单、一次性手套、纸、笔		
	5	**评估分娩方式**		
	5	**明确产褥期定义**		
	5	**预防方法告知**		
告知要点 60分	5	1. 分娩是一个漫长的过程，消耗大量的能量，造成产妇身体抵抗力低下		
	5	2. 产妇全身各个器官尚在恢复阶段，再加上哺乳，使产妇身心疲惫，睡眠不足。环境的改变，再加上各地坐月子的不同风俗习惯，容易引发感染		
	5	3. 保持大便通畅，便后及时清洗，如果出现大便干燥，一定要调节食物与水果种类，并对食物进行评估，多吃含维生素A、C、E的蔬菜水果。保持会阴伤口的干燥、清洁，保持每天大便一次		
		4. 产褥期是病原微生物入侵生殖道引起局部或全身感染的主要时期		
	10	①在产褥期要加强营养的摄入，进食营养丰富、易消化，高蛋白质、高热量的食物		
	10	②做好个人卫生及时更换内衣、内裤及卫生用品，穿衣服要适量，不要过度捂汗，居室定时通风，保持室内空气清新		
	10	③不要过早性生活，因产后免疫力低下，产道损伤，易导致生殖道及全身感染		
	5	④定时进行外阴清洗，会阴护理时要严格执行无菌操作		
	10	⑤如果产前有胎膜早破，还有可能引起泌尿系统感染。如果在产褥期体温升高，一定要引起重视，到医院检查发热的原因，在医生指导下用药		
注意事项 20分	5	1. 严密观察体温变化		
	5	2. 如有伤口要正确使用消毒剂清洗、消毒		
	10	3. 保证个人卫生，穿衣服厚薄适宜，加强营养		
得分合计				

附表 19　产妇形体恢复、腹带使用的评分标准

项目	分值	操作内容	评分依据	扣分
评估 10分	5 5	**评估分娩方式** 1. 剖宫产 2. 自然分娩 **评估伤口情况**		
操作 要点 70分	15	1. 剖宫产 10 天左右，子宫收缩好。如果剖宫产伤口疼痛厉害，悬垂腹引起内脏脱垂，要早期使用		
	15	2. 在产后 2～3 天开始使用。束缚带不要过紧，松紧以起到支托作用，帮助伤口愈合为宜		
	15	3. 自然分娩 7～10 天左右开始使用束缚带，每天最多使用 8h，以免影响恶露的排出		
	15	4. 束缚带的选择：亚麻、全棉可起到束腹效果，不宜过紧，吃饭时可放松，平时束紧，最多使用 8h		
	10	5. 适当运动，配合形体训练		
注意 事项 10分	3 2 5	1. 注意方法 2. 评估束缚作用 3. 评估全放松与束缚效果、时间		
终末 评价 10分	3 3 4	1. 评估准确 2. 操作熟练 3. 以产妇为中心的服务		
得分合计				

附表 20　新生儿接种卡介苗和乙肝疫苗后观察的评分标准

项目	分值	操作内容	评分依据	扣分
用物 准备 10分	6 4	**评估环境**：安静、整洁，室温 22～24℃，光线充足 **用物准备**：记录本、笔		
观察 要点 80分	5	1. 卡介苗接种 ①新生儿出生 24h 内接种卡介苗，特殊情况可能延后注射，最长不超过生后 3 个月		

项目	分值	操作内容	评分依据	扣分
观察要点80分	10	②卡介苗注射后一般无全身反应，局部常出现与其他疫苗不一样的反应，比较轻微。在接种2周后，接种局部出现红肿，并逐渐从中央开始软化，形成白色小脓疱，脓疱破溃后形成结痂，结痂脱落后便留下瘢痕，这是正常反应，并非化脓感染，一般经历8～12周，不需要做任何处理		
		③注意事项		
	10	▲保持接种部位皮肤清洁，内衣宽大，经常换洗，以防局部感染	口述注意事项	
	5	▲脓肿破溃时，不要用手去挤脓，避免婴儿用手抓，应使结痂自然脱落		
	5	▲局部破溃时，不宜使用甲紫涂抹局部，否则容易造成脓液外流不畅而影响结痂的形成		
	5	▲切忌不能用酒精等消毒剂消毒，挑破脓点，告知家属这是接种卡介苗后的正常反应，无需处理		
	5	▲有时在接种部位的同侧还会发生颈部、锁骨上或腋窝下淋巴结肿大，如果不超过10mm反应正常，超过10mm应及时就医		
		2. 乙肝疫苗接种		
	5	①接种时间是新生儿出生24h内接种第一针，如果母亲是乙肝大三阳还应注射乙肝免疫球蛋白		
	5	②满月后接种第二针，6个月接种第三针		
	5	③早产儿、低体重儿满一个月后再按0、3、6个月程序接种乙肝疫苗		
		④注意事项		
	3	▲接种疫苗后在接种单位留观30min，无反应再回家	口述注意事项	
	5	▲接种前家长认真阅读《知情同意书》并签字		

续表

项目	分值	操作内容	评分依据	扣分
观察 要点 80分	2	▲接种后24h内不宜给婴儿洗澡,尤其是接种部位,以免造成感染		
	5	▲保持接种部位皮肤清洁,勤换内衣裤,衣服要宽大,禁止婴儿用手抓接种部位		
	3	▲接种后有轻微反应是正常的,接种后1~2天体温有轻微升高,无其他不适,可不做处理,尽量让婴儿多喝水,多休息,精心照顾婴儿		
	2	▲密切观察婴儿的反应,出现异常反应,体温超过38.5℃,及时与保健医生联系,及时处理 3. 疫苗接种一定要按时接种,不可错过		
终末 评价 10分	3	1. 观察仔细,记录准确		
	4	2. 衣服宽大清洁		
	3	3. 注射疫苗后24h内避免洗澡		
得分合计				

附表21　促进泌乳方法的评分标准

项目	分值	操作内容	评分依据	扣分
用物 准备 10分	3 2 5	**评估环境:**室温22~24℃,湿度50%~60%,环境整洁,安静、舒适、安全、光线良好,符合催乳要求 **用物准备:**产妇登记表、笔、润肤油 **操作者准备:**仪表端庄,衣帽整洁,洗手,戴好口罩	口述室温和湿度	
操作 流程 60分	5	评估产妇 **全身情况:**询问产妇全身情况,用药情况,意识及生命体征	缺一项扣2分	
	5	**局部情况:** 评估观察乳房皮肤,有无红肿、结节、瘢痕,左右大小是否对称		

续表

项目	分值	操作内容	评分依据	扣分
操作 流程 60分	5	婴儿吸吮时间是否足够,是否有满足感,大小便是否正常	口述	
	5	饮食结构是否合理、营养是否充足、清淡饮食,多喝汤水食物,饮食方法,休息状态,保证睡眠6~8h		
	5	**心理状态:**了解产妇有无焦虑、抑郁、恐惧等不良心理状态		
	3	按病例分析进行相应的指导、分析进行操作,通过乳房按摩促进缩宫素和催乳素的分泌,促进泌乳		
	5	(1)按七步洗手法清洗双手	操作顺序 错误扣分	
	5	(2)触诊双侧乳房:外上象限→外下象限→内下象限→内上象限		
	5	(3)一般按摩10~15min		
	5	(4)温热敷:使用产妇专用乳房护理毛巾,毛巾温度控制低于40℃,避开乳头和乳晕,使用按摩等手法操作		
	2	(5)清洁乳房及周围皮肤		
	5	(6)同法按摩另一侧乳房,清理用物,协助产妇于舒适的卧位		
	2	(7)婴儿多吸吮、勤吸吮是保证母乳喂养的关键		
	3	(8)产妇喂奶前适量喝一些温热饮料,如白开水、牛奶或汤类		
健康 宣教 20分	10	向产妇及其家属交代饮食、休息的注意事项,心理放松		
	10	指导正确哺乳及育婴常识,避免辛辣刺激的食物		
终末 评价 10分	4	1.操作过程技术熟练		
	3	2.产妇感觉良好		
	3	3.操作时间5min		
得分合计				

附表22　婴儿正确含接姿势的评分标准

项目	分值	操作内容	评分依据	扣分
目的 5分	2	1. 帮助婴儿正确的含接	口述	
	1	2. 使母亲舒适、安全		
	2	3. 防止乳头破裂		
用物 准备 10分	5	**环境**：室温22～24℃，湿度50%～60%，关闭门窗，屏风遮挡	口述室温和湿度	
	5	**操作者自身评估**：仪表端庄，衣帽整洁，洗手，戴好口罩		
操作 步骤 60分	5	1. 评估婴儿状况，含接是否正确	手法不正确不得分	
	3	2. 评估产妇身心状况		
	2	3. 喂奶体位：摇篮式、橄榄球式、交叉式、侧卧式		
	5	4. 母亲正确托起乳房：用C字形的方法托起乳房，用乳头刺激婴儿的口周围，使婴儿建立觅食反射		
	10	5. 婴儿的下颌贴在乳房上，嘴张得足够大时将乳头及大部分乳晕含在嘴中，婴儿下唇向外翻，婴儿嘴上方的乳晕比下方多	含接姿势不正确不得分	
	3	6. 母亲的反应：婴儿吸吮时，如果很舒服而且很高兴，表明婴儿含接良好；如果母亲感觉不舒服或疼痛表明婴儿含接不良		
		7. 含接姿势的要点		
	2	（1）嘴张得很大		
	3	（2）下唇向外翻		
	3	（3）舌头呈勺状环绕乳晕		
	3	（4）面颊鼓起呈圆形		
	3	（5）婴儿口腔上方有更多的乳晕		
	3	（6）慢而深地吸吮，有时突然暂停		
	3	（7）能看或听到吞咽		
	10	8. 婴儿慢而深地吸吮，吸吮时面颊鼓起，不凹陷	面颊凹陷不得分	

续表

项目	分值	操作内容	评分依据	扣分
操作步骤 60分	2	9. 可以看到吞咽或听到吞咽声,有时可以看见咽下的动作,表明婴儿含接乳房姿势正确		
注意事项 15分		注意婴儿出现以下情况,说明含接姿势不正确,需要改进:	口述	
	2	1. 婴儿只含接着乳头,未将乳晕放在口中		
	3	2. 婴儿嘴未张大,下唇向内翻		
	2	3. 婴儿吃不饱,得不到足够的乳汁,频繁地吃奶,造成母亲乳头疼痛及皲裂		
	3	4. 下颌未接触母亲的乳房,鼻子被乳房组织阻塞,影响婴儿的呼吸		
	2	5. 婴儿吸吮时伴有"咂咂"声		
	3	6. 婴儿吃完奶后,不能强行将乳头从婴儿口中取出,应用手指压迫下颌,使乳头从婴儿口中自然脱出		
终末评价 10分	4	1. 新生儿可以正确含接乳头及大部分乳晕		
	4	2. 母亲未发生乳胀及乳头皲裂		
	2	3. 操作时间 5min		
得分合计				

附表 23　正确哺乳姿势、正确体位的评分标准

项目	分值	操作内容	评分依据	扣分
用物准备 10分	2	1. 关闭门窗,室内环境安静、整洁,光线柔和,室温调至 22~24℃,湿度 50%~60%	口述室温及湿度	
	2	2. 专用于清洁或热敷乳房的脸盆(内盛2/3量),长毛巾 2 条,水温计 1 个,小毛巾 2 块		
	2	3. 修剪指甲,清洁双手,用温热水 37~38℃清洁双乳,温热敷(<50℃)双侧乳房 3~5min	热敷时间不够扣 2 分	

续表

项目	分值	操作内容	评分依据	扣分
用物准备 10分	2	4. 评估含接姿势，母亲坐下来，操作者同样坐好便于交流，目光交流，关注对方，放松心情		
	2	5. 使用沟通技巧，使母亲树立信心，鼓励正确的做法，给予实际的帮助		
正确的喂奶姿势 20分		新生儿	姿势不正确不得分	
	4	1. 婴儿的耳、肩及臀部呈一直线		
	4	2. 婴儿的身体面对并贴近母亲身体		
	4	3. 婴儿面对乳房，鼻尖对乳头		
	4	4. 母亲应抱紧婴儿贴近自己，使婴儿的头和颈得到支撑		
	4	5. 婴儿头和颈得到支撑，母亲还应托住婴儿臀部		
托乳房的正确手法 20分	4	1. 将大拇指与其他四指分开	姿势不正确不得分	
	5	2. 示指至小指四指合拢，并紧贴在乳房下的胸壁上，用示指托住乳房的底部		
	6	3. 用大拇指轻压乳房的上部，以免堵住婴儿鼻孔而影响呼吸		
	5	4. 托乳房的手不要离乳晕太近，以免影响婴儿的含接		
新生儿的正确含接姿势 20分	2	1. 婴儿嘴张大	姿势不正确不得分	
	3	2. 下唇外翻，含住乳头及大部分乳晕		
	3	3. 舌头呈勺状环绕乳晕		
	3	4. 面颊鼓起呈圆形		
	3	5. 婴儿口腔上方可见更多的乳晕		
	3	6. 慢而深的吸吮		
	3	7. 能看到或听到吞咽		
四种常用喂奶姿势 8分	2	1. 摇篮式	口述	
	2	2. 橄榄球式		
	2	3. 交叉式		
	2	4. 侧卧式		

项目	分值	操作内容	评分依据	扣分
哺乳注意事项16分	4	1. 揉一揉乳房或用热毛巾敷一下乳房,有利于刺激排乳,可以避免婴儿过长时间的吸吮,哺乳前不能用肥皂、酒精等刺激性强的东西擦乳头,以免乳头被损伤		
	4	2. 一定要将乳头及乳晕的大部分放入婴儿口腔中,这样吸吮对母亲乳房的牵扯较小,婴儿也容易很快吃饱		
	4	3. 要用示指轻轻地压婴儿的下颌,让婴儿自然地吐出乳头,千万不要硬拽乳头,反复硬拽可引起乳头或乳房的损伤		
	4	4. 可用少许母亲的乳汁涂抹在乳头上。人乳有丰富的蛋白质,可对乳头起到保护作用		
终末评价6分	1	1. 母乳喂养知识、好处告知,正确的宣教是否全面		
	1	2. 动作轻柔,语言规范、流利、自然		
	1	3. 母亲能放松		
	1	4. 给予实际的帮助		
	1	5. 操作方法正确		
	1	6. 操作时间 10min		
得分合计				

附表 24　乳房按摩方法的评分标准

项目	分值	操作内容	评分依据	扣分
用物准备20分	4	**评估环境:** 安静、整洁,室温 25℃,光线充足		
	4	**操作者评估:** 着装整洁、洗手、戴口罩		
	4	**产妇评估:** 产妇全身状况及情绪状况,操作部位有无红、肿、热、痛,如有禁止按摩		
	8	**用物准备:** 毛巾三条,脸盆、热水、乳头修复霜	未口述扣分	

项目	分值	操作内容	评分依据	扣分
操作要点70分	5	1. 洗手，戴口罩	未保护隐私扣分	
	5	2. 产妇取平卧位，用温热毛巾温热敷乳房1~2min（乳胀者禁止热敷）		
	5	3. 将一块干毛巾垫于乳房上，双手五指分开，五指贴上，在乳房根部抖动		
	5	4. 五指张开，一手托住乳房，一手梳抓乳房		
	5	5. 一手托着乳房，一手大鱼际或小鱼际，从乳房根部向乳头方向旋转按摩	操作顺序或方法错误扣分	
	5	6. 一手托住乳房，一手拇指及示指放在距乳头根部2cm处，二指相对，向胸壁方向轻轻下压作用于乳晕下方的乳房组织，反复一压一放，各个方向乳腺管疏通，撤去毛巾		
	20	7. 另一侧乳房重复操作（步骤同前）		
	10	8. 注意事项告知清楚，注意按摩的正确方法，动作轻柔	方法错误扣分	
	5	9. 整理用物，协助产妇取合适体位		
	5	10. 处理用物，洗手，记录		
终末评价10分	3	1. 操作熟练程度		
	4	2. 对产妇宣教注意事项		
	3	3. 操作时间8min		
得分合计				

附表25　正确使用吸奶器方法的评分标准

项目	分值	操作内容	评分依据	扣分
用物准备10分	1	1. 吸奶器		
	3	2. 准备使用吸奶器吸奶前，应用肥皂和清水洗手		
	3	3. 准备容器用来储存吸出的母乳		
	3	4. 准备吸奶前按摩乳房，刺激泌乳反射		

项目	分值	操作内容	评分依据	扣分
评估 5分	3	环境：室温 22～24℃，湿度 50%～60%，环境整洁、安静、舒适、安全	口述室温及湿度	
	2	使身体放松，避免外人打扰，保护产妇隐私		
操作步骤 55分	5	**按摩方法** 1. 以小圆圈旋转从乳房外围向乳头方向按摩	手法错误不得分	
	10	2. 用拇指及示指轻轻地揉乳头，并变换方向，保证双侧乳房和乳头各个方向都被刺激到		
	10	**使用吸奶器吸奶** 1. 选择合适的吸奶器开始进行吸奶，吸奶时将吸奶器的漏斗放在乳晕上，使其严密封闭，过程中要注意控制吸奶的时间和节奏	贴合不紧密扣3分	
	10	2. 时间：一般用吸奶器时间大概在 8min 左右，整个过程控制在 20min 以内，不宜过长		
	5	**吸奶完毕后注意** 1. 吸好的母乳应标好时间，立即把盖盖紧，放入冰箱，冷藏或冷冻		
	7	2. 吸奶器使用完毕后，必须用热水浸泡或用微波炉消毒	口述消毒方法	
	8	3. 吸奶后需要擦拭胸部，并可以配套使用防溢乳垫来保持乳房的清洁与干爽		
注意事项 20分	5	1. 吸奶前先用温热的毛巾热敷乳房		
	6	2. 不要立马开启最高档模式，合理的做法是先开启吸奶器的按摩模式，然后再开始挤奶		
	6	3. 也可先开启低档吸奶按摩一下乳房，然后再开启中高档（一般共 10 档的话选择6～7 档）进行挤奶		
	3	4. 不要用吸奶器代替婴儿吸奶		

续表

项目	分值	操作内容	评分依据	扣分
终末评价 10分	3	1. 操作熟练、态度可亲,有亲和力,让产妇了解吸奶器的目的		
	4	2. 正确指导产妇正确使用吸奶器		
	3	3. 操作时间20min		
得分合计				

附表26　手法挤奶技术操作方法的评分标准

项目	分值	操作内容	评分依据	扣分
用物准备 15分	3	**环境准备**:关闭门窗,室内环境安静、整洁,光线柔和,室温调至22~24℃,湿度50%~60%	口述室温及湿度	
	5	**操作者准备**:修剪指甲,清洁双手,服装整洁		
	4	用温热水(37~38℃),清洁双乳,温热敷(<50℃)双侧乳房3~5min,按摩乳房		
	3	**物品准备**:专用于清洁或敷乳房的脸盆1个(内盛2/3量)、长毛巾2条、水温计1个、带盖盛奶器1个(大口径,灭菌的)、小毛巾2条	口述水温	
操作步骤 20分	6	1. 让乳母根据身体情况选择挤奶的体位姿势,以感到舒服为准	姿势不舒适不得分	
	6	2. 将大口径,灭菌的盛奶器口靠近乳房		
	8	3. 指导乳母的身体略向前倾,用手将乳房托起,将乳头对着容器的开口		
操作方法 40分	10	1. 按七步洗手法清洗双手	位置不正确不得分	
	7	2. 将拇指及示指分别放在乳房的上下方,距乳头根部2cm的乳晕上		
	10	3. 将拇指及示指先向胸壁的方向(内侧)轻轻下压,压力应作用在拇指与示指间乳晕下的乳腺组织上,然后向外有节奏地挤压放松。放松时手不离开皮肤,如此数次,重复进行		

项目	分值	操作内容	评分依据	扣分
操作 方法 40分	7	4. 以逆时针的顺序沿着乳头，依次按照同样挤奶的手法，将乳晕下方输乳管的乳汁挤出		
	6	5. 挤奶应让乳母自己做，不应让他人代劳，只是在示教时可轻轻触摸其乳房(事先应先征得其同意)，动作要轻柔		
注意 事项 20分	3	1. 指导乳房挤奶操作不应引起疼痛，否则说明操作手法不正确		
	6	2. 温热敷乳房的水温<50℃，温热敷的毛巾不要拧得太干，要有一定湿润度，同时注意避开乳晕与乳头		
	2	3. 挤奶时不要挤压乳头		
	5	4. 一侧乳房至少挤压3～5min，反复交替。一次继续挤奶的时间以15～30min为宜		
	4	5. 操作时应将其床围帘拉上，注意其隐私保护		
终末 评价 5分	2	1. 母乳喂养知识的宣教是否全面		
	1	2. 动作轻柔，语言规范，操作方法正确		
	2	3. 操作时间10min		
得分合计				

附表27　乳房疏通阻塞方法的评分标准

项目	分值	操作内容	评分依据	扣分
用物 准备 20分	5	**评估环境：**安静、整洁，室温25℃，光线充足		
	5	**操作者评估：**着装整洁、洗手、戴口罩		
	10	**用物准备：**清洁干、湿毛巾各一条，温水	未口述扣分	
操作 要点 70分	2	1. 洗手，戴口罩		
	2	2. 协助产妇洗手		
	3	3. 评估乳房阻塞的原因 ①未按需哺乳，婴儿口腔结构是否正常		

项目	分值	操作内容	评分依据	扣分
操作要点70分		②母亲胸罩是否太紧,使乳房受压 ③乳头发育异常、乳房下垂,使乳汁流出不畅 ④母婴配合因素:喂哺次数不够、含接不良、漏喂、喂哺时间短等		
	2	4. 产妇取合适体位,解开衣服,暴露乳房	未保护隐私扣分	
	3	产妇评估:采取的喂养方式,分娩方式,评估要准确		
	5	评估乳房情况,乳房有红、肿、热、痛者,禁用此方法	操作顺序或方法错误扣分	
	3	5. 指导产妇使用正确的含接姿势,让婴儿勤吸吮,有效含接		
	5	6. 用温热毛巾清洁乳房,将温热毛巾拧干,环绕包住乳房,露出乳头,每次持续湿热敷 5min	注意热敷乳房的温度,以免烫伤皮肤	
	10	7. 操作者站产妇背后,左手拇指与其余四指分开,托起产妇一侧乳房,右手小鱼际按顺时针方向螺旋式按摩乳房,直至乳房变软	按摩乳房时,手指不能在乳房的皮肤上摩擦	
	10	8. 同样方法按摩另一侧乳房		
	5	9. 双手拇指与其余四指分开,环绕乳房基底部上下横斜活动乳房,注意动作要轻柔	力度过大,产妇不适扣分	
	5	10. 乳腺小叶腺泡按摩:一只手托住乳房,另一只手四指并拢,用指腹面在乳房上方进行 360° 小旋转按摩,如乳房有硬块,适当增加力度按摩	乳房有硬块时,先按摩乳房硬块	
	5	11. 乳腺导管按摩:用示指、中指、无名指的指腹面顺乳腺管纵向从乳房根部向乳头方向按摩		

续表

项目	分值	操作内容	评分依据	扣分
操作 要点 70分	5	12. 按摩乳腺管，用拇指、示指分别在乳房上垂直向胸壁按压，将乳汁挤出，观察乳汁分泌情况		
	3	13. 按摩完毕，用干毛巾擦干乳房，协助产妇穿好衣服		
	2	14. 处理用物，洗手，记录		
终末 评价 10分	3	1. 操作熟练程度		
	4	2. 对产妇告知：①评估准确；②原因分析到位		
	3	3. 操作时间30min		
得分合计				

附表28 预防乳头皲裂的评分标准

项目	分值	操作内容	评分依据	扣分
用物 准备 15分	5	**评估环境**：安静、整洁，室温22～24℃，光线充足	口述：必要时备屏风未口述扣分	
	5	**操作者评估**：着装整洁、洗手、戴口罩		
	5	**用物准备**：清洁干、湿毛巾各一条，温水（50～60℃）、脸盆		
操作 要点 75分	5	1. 洗手，戴口罩，协助产妇洗手	未保护隐私扣分	
	5	2. 产妇取合适体位，解开衣服，暴露乳房，评估乳头情况，告知内衣要宽松、透气		
	5	3. 产妇正确掌握哺乳技巧，使用正确离开乳头的方法，减少负压对乳房的刺激		
	5	4. 每次喂完后乳汁涂抹在乳头乳晕上，短时间暴露乳头，自然干燥，因乳汁有抗菌作用，含有丰富的蛋白质，可起到修复表皮的作用		

续表

项目	分值	操作内容	评分依据	扣分
操作要点 75分	5	5. 如果已发生乳头皲裂，使用天然羊毛脂修护霜，保持湿润，促进伤口愈合，喂奶时不必洗掉，可以让婴儿直接吸，避免使用哺乳期需要擦去的油膏		
	10	6. 皲裂时，缩短喂奶时间，避免长时间无效吸吮，可增加喂奶次数，并试用不同体位。皲裂乳头严重者，疼痛剧烈时暂停母乳喂养24～48h		
		注意事项		
	2	①指导正确的哺乳姿势	口述注意事项缺一项扣一分	
	5	②产妇体位要舒适、放松，侧卧或坐位时在产妇背部垫软枕，减轻产妇疲劳，穿棉质宽松内衣，以利于空气流通和皮肤愈合，避免衣服对乳头的摩擦刺激		
	5	③哺乳前，用湿热毛巾敷乳房和乳头5min，使乳头、乳晕变软，易于吸吮		
	3	④含接姿势正确，哺乳时，婴儿含住大部分乳晕，先吸患侧，再吸健侧		
	5	⑤指导哺乳后，在乳头上涂天然羊毛脂修护霜，以利于皲裂恢复		
	5	⑥在哺乳结束时，用示指轻压婴儿下颌，待婴儿放下乳头后再把婴儿抱离乳房，切忌强行拉出乳头		
	5	7. 哺乳完毕，乳头上涂母乳自然晾干，协助产妇穿好衣服，有皲裂时涂羊毛脂修护霜		
	5	8. 处理用物，洗手，记录		
	5	9. 关注婴儿大小便次数，保证喂哺有效		
终末评价 10分	3	1. 操作熟练程度		
	4	2. 对产妇指导、告知到位，措施得当		
	3	3. 操作时间15min		
		得分合计		

附表 29　乳头扁平、凹陷纠正方法的评分标准

项目	分值	操作内容	评分依据	扣分
用物准备 15分	4	**评估环境:** 安静、整洁,室温 23～25℃,光线充足	未口述扣分	
	3	**操作者评估:** 着装整洁、洗手、戴口罩		
	4	**产妇评估:** 乳头是否扁平、凹陷,局部皮肤是否完好		
	4	**用物准备:** 干湿毛巾各一条、10ml 注射器 2 个、橡胶管 1 根(内径 4mm,长约 5cm)、75% 酒精、乳头保护罩、润滑油		
操作要点 65分	5	1. 洗手,戴口罩,遮挡产妇	未保护隐私扣分 操作顺序或方法错误扣分	
	5	2. 产妇取合适体位,解开衣服,暴露乳房		
	10	3. 哺乳前,用热毛巾湿热敷乳房 5min,将热毛巾拧干,环绕包住乳房,露出乳头,每次持续湿热敷 5min,同时按摩乳房,以利于排乳反射。挤出一些乳汁使乳房变软,继而捻转乳头引起射乳反射		
	10	4. 指导产妇采取正确的哺乳方法,婴儿饥饿时,先让其吸吮凹陷明显的一侧乳头,新生儿的吸吮力强,能将乳头及大部分乳晕含进嘴里。哺乳结束后,可在两次哺乳间隙佩戴乳头保护罩,此外,要保证哺乳姿势正确		
	10	5. 进行乳头伸展练习,将双手两个大拇指平行放在乳头两侧,慢慢由乳头向两侧拉开,使乳头向外突出,然后将两拇指分别放在乳房上下两侧,以此在乳头上下左右分别向两侧拉开,每次练习 5min,使乳头突出		
	5	6. 也可以取 10ml 注射器牵拉,保持负压状态 5min 以上,以免乳头回缩方法:①取 10ml 注射器 2 支,其中一支去掉活塞,用橡胶管连接两个注射器拧针头处,消毒备用	回推活塞不得分	

续表

项目	分值	操作内容	评分依据	扣分
操作要点 65分	5	②将无活塞注射器的一段罩在乳头上，使其与乳房紧密接触，然后抽吸另一端注射器活塞，抽吸空气量至10ml左右，直至乳头突出，并保持负压30～60s（如有必要同样方法操作另一侧乳房）每天反复数次，若产妇感到疼痛，可减少负压，防止破坏乳头和乳晕处的皮肤		
	5	③取下注射器，先分离橡胶管，再取乳头上注射器，切勿回推活塞		
	5	7. 操作完毕，用干毛巾擦干乳房，协助产妇穿好衣服		
	5	8. 处理用物，洗手，记录		
注意事项 10分	3	1. 在婴儿未吸吮成功时，忌用橡胶乳头，以免造成乳头错觉		
	2	2. 在乳房按摩时挤出一些乳汁，使乳头变软，从而有利于引起射乳反射		
	2	3. 用注射器抽吸时，抽吸空气量控制在5～10ml，并保持负压状态30～60s		
	3	4. 去吸乳头的注射器时，要先分离橡胶管，再取下注射器，切勿回推，以免乳头回缩		
终末评价 10分	3	1. 操作熟练程度		
	4	2. 对产妇告知到位，产妇亲自操作		
	3	3. 操作时间20min		
得分合计				

附表30 预防乳房肿胀的评分标准

项目	分值	操作内容	评分依据	扣分
用物准备 15分	5	**评估环境**：安静、整洁，室温22～24℃，光线充足		
	5	**操作者评估**：着装整洁、洗手、戴口罩		
	5	**用物准备**：毛巾、吸奶器		

项目	分值	操作内容	评分依据	扣分
操作要点 65分	10	1. 评估乳房充盈、肿胀情况,分娩天数、乳房皮肤颜色、乳管通畅情况、有无乳汁溢出。如果产妇感觉乳房热重硬,通过婴儿吸吮,产妇感觉轻松,乳房变软、舒适,这是正常的	口述正确含接乳房的方法	
	3	2. 评估乳房肿胀的原因		
	3	3. 评估产妇心理状况及家庭支持情况		
	10	4. 查看婴儿的含接姿势是否正确,如果不正确要给予纠正,掌握正确的哺乳姿势,使婴儿有效含接,吸出乳汁		
	7	5. 婴儿吃奶的频次是否足够,分娩后要早接触、早吸吮,产后48h内,按需哺乳,不限制次数和时间,可减少乳房肿胀发生		
	6	6. 调整哺乳姿势和含接姿势,让婴儿的嘴巴和乳房的乳头乳晕更加契合,让产妇喂哺时更加舒适		
	6	7. 哺乳时,先喂乳房肿胀侧,产妇轻柔按摩肿块,避免过度用力,以免造成乳房组织损伤		
	4	8. 轻轻按摩乳房,温热敷并排出乳汁,热水沐浴,背部按摩	热敷过烫、暴力按摩扣10分;热敷后不排出乳汁扣10分	
	4	9. 母婴分离情况下,要保持泌乳,采用手挤奶或使用吸奶器排出乳汁		
	3	10. 给予产妇心理支持和信心,调整心情,保证营养,避免乳头感染和损伤,获得家庭成员的支持		
	2	11. 产妇衣服宽大舒适		
	2	12. 如果乳房出现红肿热痛,体温38.5℃或伴有全身症状,应及时就医		
	5	13. 禁忌:①过热和过久热敷 ②暴力按摩		

项目	分值	操作内容	评分依据	扣分
终末评价20分	5	1. 评估正确，预防措施告知到位		
	10	2. 操作熟练，能掌握预防乳房肿胀的措施		
	5	3. 操作时间 15min		
得分合计				

附表 31　母亲上班时母乳存放告知的评分标准

项目	分值	操作内容	评分依据	扣分
用物准备20分	4	**评估环境**：整洁、宽敞，室温调至 22～24℃，湿度 50%～60%	口述室温及湿度	
	8	**用物准备**：毛巾、吸奶器、储奶用具、标记笔		
	8	**操作者自身评估**：洗手，准备用物		
操作步骤70分	5	1. 提前准备：母亲上班前 1～2 周，开始调整哺乳时间，给婴儿一个适应过程	口述	
	5	2. 提前 1～2 周准备一些母乳储存备用	口述	
	5	3. 准备好吸奶器和储奶用具	适宜冷冻的、密封性好的塑料制品为上	
	5	4. 用毛巾清洁乳房		
	5	5. 上班前挤出母乳储存，并且标记好时间，按时间先后顺序使用	未标记时间不得分	
	10	6. 装母乳的容器要留点空隙，不要装得太满或盖子拧得太紧，防止容器冷冻结冰而涨破	口述	
	10	7. 冷冻的母乳解冻时，应先用冷水冲洗密封袋，逐渐加入热水，直至母乳完全解冻并升至适宜哺乳温度，或放置在冷藏室慢慢解冻	口述解冻方法不正确不得分	

项目	分值	操作内容	评分依据	扣分
操作步骤 70分	10	8. 冷藏保存的时间不超过 24h	口述	
	10	9. 冷冻时间一般为 3～6 个月, 储存的母乳只能加热一次, 不可再次加热	口述	
	5	10. 清洗吸奶器	未清洗不得分	
终末评价 10分	4	1. 操作熟练程度		
	3	2. 有洁污观念		
	3	3. 操作时间 5min		
得分合计				

附表 32　母乳喂养离乳(回奶)指导的评分标准

项目	分值	操作内容	评分依据	扣分
用物准备 20分	4	**评估环境**: 安静、整洁, 室温 22～24℃, 光线充足		
	4	**操作者评估**: 着装整洁、洗手、戴口罩		
	4	**婴幼儿评估**: 评估身体状况, 消化功能是否适宜离乳		
	8	**用物准备**: 奶粉、奶瓶、安抚类玩具		
操作要点 65分	5	1. 协助产妇与家属评估婴幼儿身体状况及消化功能, 一般离乳选择春秋两季		
	5	2. 离乳有自然离乳、逐渐离乳、非正常离乳	口述	
	5	①自然离乳是由婴幼儿主导的离乳方式, 是婴幼儿成长过程中的自然阶段	口述	
	5	②逐渐离乳是由产妇主导的离乳方式		
	5	③尽量采取自然离乳法和逐渐离乳方法。非正常离乳母婴都很痛苦, 尽量不要采用		
	5	3. 离乳期间给予婴幼儿更多关爱, 多陪伴婴幼儿		

项目	分值	操作内容	评分依据	扣分
操作 要点 65分	10	4. 指导产妇减少喂养次数，延长喂奶间隔，增加辅食喂养次数，之后可根据母亲与婴幼儿具体情况逐渐减少母乳喂养次数		
	5	5. 指导产妇先从白天开始减少哺乳次数，避免晚上减少哺乳影响婴幼儿睡眠		
	5	6. 指导产妇在离乳期间多陪伴婴幼儿，安抚婴幼儿情绪，让婴幼儿尽快适应，不可外出躲避，并密切观察婴幼儿大便颜色，及时发现异常		
	5	7. 指导婴幼儿父亲加入离乳环节，减少婴幼儿对母亲的依赖，增加父子之间交流，增强婴幼儿对父亲的信任		
	5	8. 告知产妇要培养婴幼儿良好的习惯，离乳前后不能纵容婴幼儿，可以多给予安抚，养成良好习惯		
	5	9. 不要采用吓唬婴幼儿的方法离乳		
终末 评价 15分	5	1. 操作熟练程度		
	5	2. 对产妇宣教注意事项		
	5	3. 操作时间20min		
得分合计				

附表33　新生儿奶具清洁消毒方法的评分标准

项目	分值	操作内容	评分依据	扣分
用物 准备 20分	4	**评估环境：**整洁、宽敞	口述	
	8	**用物准备：**奶具、清洁刷、清洁布巾、清洁剂、煮沸消毒工具或蒸汽消毒工具、手套		
	8	**操作者自身评估：**穿整洁衣服、头发整洁，取下手部饰物，卷袖过肘，修剪指甲，清洗双手		

项目	分值	操作内容	评分依据	扣分
操作要点70分	5	1. 使用后的奶具及时清洗，以免奶渍干结，不易清洗	口述	
	5	2. 清洁双手，戴上手套		
	5	3. 将使用后的奶具放置于清洁容器内，拆卸为最小单位		
	5	4. 用清洁刷蘸取清洁剂，刷洗奶具内外表面	清洁剂蘸取适宜，过多或过少均不得分	
	10	5. 在流动水下边刷边冲洗，直至将污渍和清洁剂冲洗干净	有污渍或清洁剂残留不得分	
	5	6. 用吸水布巾或纸巾吸净水分	有水分残留不得分	
	5	7. 将奶具放入煮沸消毒工具或蒸汽消毒工具中		
	5	8. 从水沸腾或蒸汽出现开始计时，15min	口述	
	5	9. 待温度降至40℃		
	5	10. 清洁双手或戴清洁手套	口述	
	10	11. 将奶具从煮沸消毒工具或蒸汽消毒工具中取出，晾干或用吸水布巾或纸巾吸净水分	手法不正确不得分；有水分残留不得分	
	5	12. 组装奶具，备用	口述	
终末评价10分	3	1. 操作熟练程度		
	4	2. 有洁污观念		
	3	3. 操作时间5min		
得分合计				

附表34　新生儿奶粉冲配方法的评分标准

项目	分值	操作内容	评分依据	扣分
用物准备20分	4	**评估环境**：整洁、宽敞	口述	
	8	**评估用物**：奶具、奶粉、水、温度计		
	8	**操作者自身评估**：穿整洁衣服、头发整洁，取下手部饰物，卷袖过肘，修剪指甲		

续表

项目	分值	操作内容	评分依据	扣分
操作要点 70分	10	1. 按照七步洗手法清洗双手	揉搓时间少于15s,扣2分;清洗步骤缺一项扣2分	
	5	2. 将水烧开备用	口述	
	10	3. 从容器内取出干燥备用奶具,评估奶具是否合格	口述:奶具干燥,无污渍	
	20	4. 评估奶粉:查看有效期、查看奶粉质量、查看奶粉配制浓度要求	边操作边口述	
	5	5. 将奶具打开,放入适量奶粉	口述:奶粉与水的比例	
	5	6. 查看水温适宜		
	5	7. 将水冲入奶具内,摇匀		
	5	8. 查看水位刻度	方法正确边操作边口述	
	5	9. 放置于合适位置,直至温度适宜新生儿吸吮		
终末评价 10分	3	1. 操作熟练程度		
	4	2. 有洁污观念		
	3	3. 操作时间5min		
得分合计				

附表35 新生儿喂奶和水的方法的评分标准

项目	分值	操作内容	评分依据	扣分
用物准备 20分	4	**评估环境:**整洁、宽敞、空气清新	口述	
	8	**用物准备:**盛装冲配好的奶或水的奶具、围嘴		
	8	**操作者自身评估:**穿整洁衣服、头发整洁,取下手部饰物,卷袖过肘,修剪指甲		

续表

项目	分值	操作内容	评分依据	扣分
操作要点 70分	5	1. 清洁双手	采用七步洗手法，方法正确，揉搓时间正确	
	5	2. 给新生儿戴上围嘴		
	5	3. 将冲配好的奶或水，用手背贴在奶具的外壁测试，温度适宜	口述大约40°	
	5	4. 将新生儿托抱在一侧臂弯内，使新生儿处于舒适体位	体位不舒适不得分	
	5	5. 另一只手拿起奶具		
	10	6. 将奶嘴放入新生儿嘴内，使整个奶嘴头和部分奶嘴体部包裹于新生儿嘴内	口述	
	5	7. 吸吮过程中注意观察新生儿吞咽是否适宜，有无吸吮不畅或吞咽不及现象，及时排查原因，注意奶具托举的角度是否适宜	口述，一项未口述扣3分	
	10	8. 随着奶具中的水位下降随时调整托举奶具的角度	口述：避免奶具中的空气被新生儿吸入	
	5	9. 喂奶或水结束，将新生儿竖抱起	抱姿不正确不得分 手法不正确不得分	
	5	10. 一手呈空心状，由下自上轻拍新生儿背部	口述：时间大于30s。	
	5	11. 将新生儿放于小床内，头偏向一侧	手法不正确不得分 口述	
	5	12. 随时观察新生儿有无溢奶现象，如有溢奶随时处理		
终末评价 10分	3	1. 操作熟练程度		
	4	2. 操作中有保护新生儿的观念		
	3	3. 操作时间10min		
得分合计				

附表36　新生儿呛咳处理方法的评分标准

项目	分值	操作内容	评分依据	扣分
用物准备20分	4	**评估环境**：整洁、宽敞	口述	
	8	**用物准备**：清洁布巾或纸巾		
	8	**操作者自身评估**：穿整洁衣服、头发整洁，取下手部饰物，卷袖过肘		
操作要点70分	10	1. 新生儿出现呛咳立即查找原因	口述	
	10	2. 在卧位时出现呛咳立即将新生儿头偏向一侧，采取头高脚低位	边操作边口述	
	10	3. 查看是否有溢奶或溢水情况，如有溢奶或溢水立即用清洁布巾或纸巾，将口腔内水或奶擦除	边操作边口述	
	10	4. 在喝水或喝奶过程中出现呛咳，立即停止喂水和喂奶	边操作边口述	
	10	5. 如口腔内有奶或水，立即用布巾或纸巾吸除	口述	
	10	6. 确定口腔内无奶或水，将新生儿竖抱，以手掌自下而上轻拍背部，直至无呛咳	边操作边口述	
	10	7. 如新生儿呛咳不缓解，或出现面色改变或呼吸困难，立即就医	口述	
终末评价10分	3	1. 操作熟练程度		
	4	2. 有洁污观念，动作轻柔		
	3	3. 操作时间5min		
得分合计				

附表37　新生儿托抱和放下方法的评分标准

项目	分值	操作内容	评分依据	扣分
用物准备20分	4	**评估环境**：整洁、宽敞	口述	
	8	**评估用物**：床铺整洁、适宜		
	8	**操作者自身评估**：穿整洁衣服、头发整洁，取下手部及腕部饰物		

续表

项目	分值	操作内容	评分依据	扣分
操作要点70分	10 5 5	**托抱新生儿** 1. 清洁双手，并用纸巾干燥 2. 观察新生儿状态无异常 3. 站立于新生儿一侧	采用七步洗手法，方法正确，揉搓时间正确口述	
	10	4. 操作者屈身，适于新生儿床铺高度，便于操作，将一手放入新生儿头颈及肩下，另一手放于新生儿腰背部及臀部	手法不轻柔不得分，手法不正确不得分	
	10	5. 两手同时用力，将新生儿托起，随后将新生儿头颈肩部放于臂弯内，顺势将新生儿身体靠在托抱者怀内，另一手环过新生儿身体另一侧进行保护		
	8	**放下新生儿** 6. 操作者屈身，适于新生儿床铺高度，便于操作，一手托住新生儿臀部、腿部，另一手托住新生儿头颈及肩部	手法不轻柔不得分，手法不正确不得分	
	7	7. 先将新生儿臀部、腿部逐一顺势放于床铺上，另一手托住新生儿头颈部，顺势将新生儿放于床铺上		
	5 5 5	8. 抽出放于新生儿腰背的手 9. 双手将新生儿头部轻放于床铺上 10. 将新生儿体位摆于舒适状		
终末评价10分	3 4 3	1. 操作熟练程度 2. 手法轻柔 3. 操作时间5min		
得分合计				

附表38　新生儿沐浴方法的评分标准

项目	分值	操作内容	评分依据	扣分
用物准备20分	4 8 8	**评估环境**：整洁、宽敞 **评估用物**：浴盆、毛巾、清洁衣服、尿布、沐浴露、浴巾、温度计 **操作者自身评估**：穿整洁衣服、头发整洁，取下手部及腕部饰物	口述	

项目	分值	操作内容	评分依据	扣分
操作要点 70分	5	1. 观察新生儿无异常	口述：沐浴在进食前或进食后 1 h 进行	
	5	2. 清洁双手,并用纸巾干燥	采用七步洗手法,方法正确,揉搓时间正确	
	4	3. 将温水置于浴盆内,测试温度38~40℃		
	5	4. 使用正确方法脱除新生儿衣服		
	5	5. 正确抱起新生儿至浴盆边		
	6	6. 一手臂托住新生儿背部,手掌托住新生儿头颈部,拇指和中指将耳郭折向前方堵住外耳道,将新生儿臀部及下肢环抱于腋下	口述	
	6	7. 另一手用沐浴液清洗头发、颈部、耳后,用清水冲净沐浴液,用毛巾擦干头发、颈部、耳后		
	6	8. 一手托住新生儿一侧肩部和腋窝部,使新生儿头颈部枕与操作者前臂,另一手托住新生儿臀部及下肢,将新生儿放于水中	边操作边口述	
	6	9. 依次清洗颈下、胸腹部、腋下、上肢、会阴部、下肢		
	6	10. 将新生儿翻转,一手从前面握住新生儿一侧肩及腋窝处,使其头颈部伏于操作者的前臂	边操作边口述	
	6	11. 依次清洗后颈部、背部、臀部、下肢		
	5	12. 使用正确方法将新生儿放于准备好的浴巾内,用浴巾将新生儿全身擦干	口述	
	5	13. 注意事项 ①沐浴时注意观察新生儿情况,如有异常,立即停止沐浴 ②新生儿头部如有皮脂结痂不可用力去除,可涂油剂浸润,待痂皮软化后再清洗		

续表

项目	分值	操作内容	评分依据	扣分
终末 评价 10分	3	1. 操作熟练程度		
	4	2. 手法轻柔		
	3	3. 操作时间20min		
		得分合计		

附表39　新生儿脐部护理方法的评分标准

项目	分值	操作内容	评分依据	扣分
用物 准备 20分	4	**评估环境:**整洁、宽敞	口述	
	8	**评估用物:**碘伏、无菌棉签、3%过氧化氢		
	8	**操作者自身评估:**衣服整洁、头发整洁,取下手部饰物,卷袖过肘		
操作 要点 70分	10	1. 新生儿脐带一般情况下7~14d脱落,每天观察脐部情况,脐带脱落前观察脐部有无渗血,保持干燥。脐带脱落后注意脐窝有无分泌物、红肿	口述	
	10	2. 按照七步洗手法清洗双手	揉搓时间少于15s扣2分,清洗步骤缺一项扣2分	
	5	3. 查看新生儿脐部情况,无分泌物、无红肿,干燥,可不必处理	口述	
	20	4. 脐部有少量分泌物,用无菌棉棒蘸取生理盐水擦拭,再用3%过氧化氢由内向外擦拭消毒	边操作边口述,违反无菌操作原则一次扣3分	
	20	5. 脐部有轻微红肿,用无菌棉棒蘸取生理盐水擦拭,再用碘伏由内向外擦拭消毒		
	5	6. 脐部红肿明显或有脓性分泌物,应立即就医,进行专业诊疗	口述	
终末 评价 10分	3	1. 操作熟练程度		
	4	2. 有洁污观念		
	3	3. 操作时间5min		
		得分合计		

附表 40　新生儿臀部护理方法的评分标准

项目	分值	操作内容	评分依据	扣分
用物准备 20分	5	**评估环境:** 整洁、宽敞	口述	
	10	**评估用物:** 尿布、温水及盆、小毛巾、尿布桶或污物桶、棉签、药物、红外线灯		
	5	**操作者自身评估:** 观察臀部皮肤和身体状况		
操作要点 70分	7	1. 准备好用物,按操作顺序将用物放在治疗车上,推至床旁,降下床栏杆	步骤错误或缺一项扣2分	
	7	2. 轻轻掀开小儿下半身盖被,暴露小儿下半身,将污湿的尿布打开		
	7	3. 用污湿尿布尚洁净的上端由前往后将会阴及臀部擦净,然后对折盖上的污湿部分垫于臀下		
	7	4. 用温水清理会阴及臀部,并用软毛巾吸干水分		
	7	5. 取出污湿尿布,卷折放于尿布桶或污物桶内		
	7	6. 将清洁尿布的一端垫于腰骶部		
	7	7. 小儿有臀红后,将清洁尿布垫于臀下后,有条件可将小儿臀部暴露于空气中或阳光下,10~20min		
	7	8. 重度臀红者可用红外线照射臀部10~15min		
	7	9. 臀红时,暴露或照射后酌情将蘸有油类或药膏的棉签贴在皮肤上轻轻滚动涂药		
	7	10. 从两腿间拉出尿布,另一端折到下腹部,系上尿布带		
终末评价 10分	3	1. 操作熟练程度		
	4	2. 手法轻柔		
	3	3. 操作时间 10min		
得分合计				

附表 41　新生儿眼部护理方法的评分标准

项目	分值	操作内容	评分依据	扣分
用物准备 20分	4	**评估环境:** 整洁、宽敞	口述	
	8	**用物准备:** 灭菌后的棉球或纸巾、温开水或灭菌生理盐水		
	8	**操作者自身评估:** 穿整洁衣服、头发整洁,取下手部饰物,卷袖过肘		
操作要点 70分	10	1. 按照七步洗手法清洗双手	揉搓时间少于 15 s 扣 2 分,清洗步骤缺一项扣 2 分	
	10	2. 观察新生儿正常状态眼部无分泌物或有少量分泌物,如有大量分泌物或有红肿等异常情况及时就医	口述	
	10	3. 用棉球蘸取温开水或灭菌生理盐水	蘸取适宜,过多或过少均不得分	
	10	4. 如有少量分泌物,先将分泌物擦去	口述	
	10	5. 再取另一棉球由内眦向外眦,轻轻擦拭	手法不正确不得分有水分残留不得分	
	10	6. 同法清洁另一眼		
	10	7. 操作过程观察新生儿状态,如有异常立即停止操作	口述	
终末评价 10分	3	1. 操作熟练程度		
	4	2. 有洁污观念,动作轻柔		
	3	3. 操作时间 5min		
得分合计				

附表42　新生儿皮肤护理方法的评分标准

项目	分值	操作内容	评分依据	扣分
用物准备20分	4 8 8	**评估环境**：整洁、宽敞 **用物准备**：温开水、布巾或纸巾 **操作者自身评估**：穿整洁衣服、头发整洁，取下手部饰物，卷袖过肘	口述	
操作要点70分	10	1. 按照七步洗手法清洗双手	揉搓时间少于15s扣2分，清洗步骤缺一项扣2分	
	5	2. 每天查看新生儿皮肤情况	口述	
	5	3. 查看时注意保暖，在进食前或进食后1h查看	口述	
	10	4. 依次查看面部、颈部、双上肢、手掌、手背、前胸、腹股沟、双下肢、双脚，皮肤有无红肿、破损、皮疹，尤其是皮肤皱褶处，如有异常及时就医	口述	
	5	5. 如条件允许应每天给新生儿沐浴，如条件不允许，可对新生儿皮肤皱褶处和有污渍处进行床上擦浴	口述	
	5	6. 擦浴时注意保暖	口述	
	10	7. 用布巾或纸巾蘸取温开水，对有污渍和皮肤皱褶处进行擦拭	蘸取适宜，过多或过少均不得分	
	5	8. 擦拭时动作轻柔，每擦拭一处更换一面布巾或纸巾	手法正确	
	5	9. 擦拭时注意观察新生儿状态，如有异常立即停止操作	口述	
	5	10. 收拾用物		
	5	11. 将新生儿摆放于舒适体位	边口述边操作	
终末评价10分	3	1. 操作熟练程度		
	4	2. 有洁污观念，动作轻柔		
	3	3. 操作时间5min		
得分合计				

附表 43　新生儿尿布更换方法的评分标准

项目	分值	操作内容	评分依据	扣分
用物准备 20分	4	**评估环境**：整洁、宽敞，温度 26～28℃，湿度 50%～60%	口述	
	4	**用物准备**：干净的尿布、浴巾、婴儿湿巾		
	4	**操作者准备**：洗手（七步洗手法）、温暖双手	揉搓时间少于 15s 扣 2 分，清洗步骤缺一项扣 2 分	
	8	**操作者自身评估**：穿整洁衣服、头发整洁，取下手部饰物		
操作要点 70分	5	1. 将新生儿放置在铺有浴巾的床上，让其平躺在浴巾上	口述	
	5	2. 将干净的尿布放置在新生儿的身旁		
	5	3. 将新生儿纸尿裤的腰贴解开，将两侧的腰贴粘在尿布上，以免粘住新生儿的皮肤		
	5	4. 观察新生儿纸尿裤内大小便情况，如有大便，观察大便的颜色、性状及量	手法不正确不得分	
	5	5. 一只手握住新生儿的双脚的脚踝处，将其臀部抬起，另一只手将脏尿布由上向下擦拭会阴部后对折放置在新生儿臀部下方		
	5	6. 用湿巾由前向后擦拭臀部，包括会阴部、尿道口、肛门处		
	5	7. 弃去湿巾，用第二张湿巾擦拭两侧的腹股沟处		
	5	8. 取出第三张湿巾，将肛门处擦拭干净，待干		
	5	9. 将脏尿布卷起弃去，将干净的尿布打开，放置在新生儿的臀下		
	15	10. 一手按压腰部的尿布，一手打开腰贴，将腰贴松紧适宜的粘贴在尿布上，用示指检查腰部及双侧腹股沟处尿布的松紧度	尿布粘贴时应注重松紧适宜，过紧或过松均不得分	
	5	11. 为新生儿穿好裤子		
	5	12. 洗手		

续表

项目	分值	操作内容	评分依据	扣分
终末评价10分	2	1. 动作轻柔,操作熟练		
	2	2. 有洁污观念		
	3	3. 操作过程中注重语言和眼神的沟通		
	3	4. 操作时间 5min		
		得分合计		

附表 44　新生儿呼吸道异物应急处理方法的评分标准

项目	分值	操作内容	评分依据	扣分
用物准备20分	4	**评估环境**:整洁、宽敞,温度 22~24℃,湿度 50%~60%	口述	
	8	**操作者准备**:洗手(七步洗手法)、温暖双手	揉搓时间少于 15s 扣 2 分,清洗步骤缺一项扣 2 分	
	8	**操作者自身评估**:穿整洁衣服、头发整洁,取下手部饰物		
操作要点70分	10	1. 评估患儿呼吸、脉搏、心率、血氧饱和度及全身情况:如若出现刺激性呛咳、呼吸急促、口唇、面色青紫及呼吸困难等,应立即急救	口述	
	15	2. 让患儿俯卧,头低位,右手掌根部冲击患儿肩胛之间 4~5 次,方向向患儿头部	力度适中,不可过大,以免造成骨骼损伤口述	
	10	3. 观察有无异物排出,如有异物排出,安抚好患儿,继续观察呼吸改善情况,必要时给予低流量吸氧		
	15	4. 如患儿呼吸道情况未改善(口述),应让患儿仰卧,右手示指和中指叩击患儿胸骨下端 4~5 次	手法不正确不得分	
	10	5. 观察有无异物排出,如有异物排出,安抚好患儿,继续观察呼吸改善情况,必要时给予低流量吸氧	口述	
	10	6. 如无异物排出,应立即送医院进行抢救	口述	

项目	分值	操作内容	评分依据	扣分
终末 评价 10分	4	1. 动作轻柔,操作熟练		
	3	2. 操作过程中注重语言和眼神的沟通		
	3	3. 操作时间 5min		
得分合计				

附表45 新生儿烫伤应急处理方法的评分标准

项目	分值	操作内容	评分依据	扣分
用物 准备 20分	4	**评估环境**:整洁、宽敞,温度 26～28℃,湿度 50%～60%	口述	
	4	**用物准备**:毛巾		
	4	**操作者准备**:洗手(七步洗手法)、温暖双手	揉搓时间 少于 15s 扣 2 分, 清洗步骤 缺一项扣 2 分	
	8	**操作者自身评估**:穿整洁衣服、头发整洁,取下手部饰物		
操作 要点 70分	10	1. 立即去除热源		
	10	2. 评估烫伤部位、面积、深度	口述	
	20	3. 采取冷疗法,立即用洁净冷水或冰水冲洗,浸泡或毛巾冷敷烫伤部位 30～60min		
	10	4. 根据烫伤程度、面积大小给予相应处理:皮肤仅发红无破损,可局部涂抹京万红烫伤膏	口述	
	10	5. 如若皮肤有水疱、发硬、发白或发黑的现象,应立即将患儿送至医院的烧伤整形科进行进一步治疗	口述	
	10	6. 继续观察患儿局部皮肤情况,必要时去医院就诊,以免贻误病情		
终末 评价 10分	2	1. 动作轻柔,操作熟练		
	2	2. 有洁污观念		
	3	3. 操作过程中注重语言和眼神的沟通		
	3	4. 操作时间 5min		
得分合计				

附表46　新生儿摔落应急处理方法的评分标准

项目	分值	操作内容	评分依据	扣分
用物准备20分	4	**评估环境**：整洁、宽敞，温度22～24℃，湿度50%～60%	口述	
	4	**用物准备**：棉签、碘酒、莫匹罗星软膏、冰袋	揉搓时间少于15s扣2分，清洗步骤缺一项扣2分	
	4	**操作者准备**：洗手（七步洗手法）、温暖双手		
	8	**操作者自身评估**：穿整洁衣服、头发整洁，取下手部饰物		
操作要点70分	10	1. 判断患儿的意识状况，评估其生命体征及肢体活动情况	口述	
	10	2. 如若危及生命、意识不清、流血不止或病情较重，应立即拨打120，护送至医院进行抢救	口述	
	10	3. 检查患儿的受伤部位及受伤情况	边操作边口述	
	10	4. 如受伤部位为头部，观察患儿哭声情况，如患儿大声啼哭，表明其意识状态正常	口述	
	10	5. 轻轻地将患儿抱起，观察头部情况。如头部有小肿包，应用冰袋冷敷局部	动作轻柔，不可用力过猛棉签由中心向外周，均匀涂抹	
	10	6. 如病情较轻，仅为皮肤的局部擦伤，应用棉签蘸清水清洗伤口，局部涂碘酒，必要时涂抹莫匹罗星软膏		
	10	7. 继续观察患儿意识状态、局部及全身情况，必要时去医院就诊，以免贻误病情		
终末评价10分	2	1. 动作轻柔，操作熟练		
	2	2. 有洁污观念		
	3	3. 操作过程中注重语言和眼神的沟通		
	3	4. 操作时间5min		
得分合计				

附表 47　新生儿衣服穿脱方法的评分标准

项目	分值	操作内容	评分依据	扣分
用物准备 20分	4	**评估环境**：整洁、宽敞，温度 26～28℃，湿度 50%～60%	口述	
	4	**用物准备**：干净的衣物、浴巾	揉搓时间少于 15s 扣 2 分，清洗步骤缺一项扣 2 分	
	4	**操作者准备**：洗手（七步洗手法）、温暖双手		
	8	**操作者自身评估**：穿整洁衣服、头发整洁，取下手部饰物		
操作要点 70分	5	1. 将新生儿放置在干净舒适的浴巾上，让其平躺在浴巾上	动作轻柔，避免拖、拉、拽等动作手法不正确不得分	
	5	2. 做好与新生儿的语言和眼神的交流沟通		
	5	3. 将新生儿旧衣服的系带解开		
	10	4. 一只手托住新生儿的肘关节，另一只手轻轻地将一侧衣袖脱去，不要用力拖拽新生儿的胳膊		
	10	5. 将新衣服的衣袖聚拢在一起，从新生儿的手部穿进来，操作者的手握住新生儿的手腕，并护住新生儿的手腕		
	5	6. 将衣服轻轻上拉，整理衣服、袖子		
	10	7. 脱去另一侧的衣袖，用手托住新生儿的肘关节处，轻轻地将衣服脱下		
	10	8. 将新生儿侧身翻过来，整理好衣服后边，让其平躺		
	5	9. 再向另一侧侧卧，护住手肘和手腕，将另一侧衣服穿进来		
	5	10. 整理好衣服，系好系带，不要系得过紧，以免影响新生儿的呼吸		
终末评价 10分	2	1. 动作轻柔，操作熟练		
	2	2. 有洁污观念		
	3	3. 操作过程中注重语言和眼神的沟通		
	3	4. 操作时间 5min		
得分合计				

附表 48　新生儿鼻塞处理方法的评分标准

项目	分值	操作内容	评分依据	扣分
用物准备 20分	4	**评估环境**：整洁、宽敞，温度 22～24℃，湿度 50%～60%	口述	
	4	**用物准备**：棉签、毛巾	揉搓时间少于 15 s 扣 2 分，清洗步骤缺一项扣 2 分	
	4	**操作者准备**：洗手（七步洗手法）、温暖双手		
	8	**操作者自身评估**：穿整洁衣服、头发整洁，取下手部饰物		
操作要点 70分	5	1. 保持空气流通，保持周围环境整洁	口述	
	10	2. 评估患儿鼻孔堵塞情况，及患儿的全身情况	口述	
	10	3. 给予新生儿侧卧位，使堵塞侧鼻孔处于低位		
	10	4. 将新生儿头部、肩部抬高，以缓解鼻塞症状		
	10	5. 使用热毛巾热敷堵塞处鼻腔，可以使鼻腔暂时通畅		
	10	6. 两手示指的指腹轻揉鼻翼两侧的迎香穴，每次 5～10min	手法不正确不得分	
	10	7. 鼻腔分泌物较多时，可以使用棉签蘸水清理鼻腔		
	5	8. 继续观察新生儿的情况，如仍不改善可去医院就诊		
终末评价 10分	4	1. 动作轻柔，操作熟练		
	3	2. 操作过程中注重语言和眼神的沟通		
	3	3. 操作时间 5min		
得分合计				

附表 49　新生儿抚触方法的评分标准

项目	分值	操作内容	评分依据	扣分
用物准备 20分	4	**评估环境**：整洁、宽敞，温度 26～28℃，湿度 50%～60%	口述	
	4	**用物准备**：浴巾、润肤油、干净的衣物、尿布		

续表

项目	分值	操作内容	评分依据	扣分
用物准备 20分	4	**操作者准备：**洗手（七步洗手法）、温暖双手	揉搓时间少于 15 s 扣 2 分，清洗步骤缺一项扣 2 分	
	8	**操作者自身评估：**穿整洁衣服、头发整洁，取下手部饰物		
操作要点 70分	5	1．操作者要与新生儿交流，操作者温暖双手，在掌心内倒适量的润肤油	手法不正确不得分	
	5	2．将新生儿放置在干净舒适的浴巾上，让其平躺在浴巾上		
	10	3．操作者双手拇指放在新生儿眉心上，其余四指放在新生儿头部两侧，拇指指腹由眉心至太阳穴，按摩 3～5 次		
	10	4．两拇指指腹放在下颌中央，其余四指放在新生儿脸颊两侧，双手拇指向外上方按摩至耳后下方，画出微笑状，按摩 3～5 次		
	5	5．两手指尖相对，手心向下放在前额上，示指与发际相平，双手同时抚过头顶至脑后，按摩 3～5 次		
	5	6．双手放在新生儿胸前两侧肋缘，右手向上滑向新生儿的右肩，复原，左手以同样的方法进行，按摩 3～5 次	避开脐部，动作轻柔。	
	5	7．左手放在新生儿的右下腹向左下腹，顺时针方向划半圆；右手紧跟着左手从右下腹部沿弧形按摩，按摩 3～5 次		
	10	8．将新生儿的双手下垂，用一只手捏住其胳膊，从上臂到手腕部轻轻挤捏，然后手指按摩手腕，用同样的方法按摩另一侧上肢及双下肢		
	10	9．让新生儿俯卧在床上，双手平放背部从颈部向下按摩，然后用手尖轻轻按摩脊柱两边的肌肉，再次从颈部向底部迂回运动		
	5	10．为新生儿换好尿布，穿好衣服，整理好床铺		

项目	分值	操作内容	评分依据	扣分
终末 评价 10分	3	1. 动作轻柔，操作熟练		
	4	2. 操作过程中注重语言和眼神的沟通		
	3	3. 操作时间10min		
		得分合计		

附表50　新生儿哭闹观察方法的评分标准

项目	分值	操作内容	评分依据	扣分
用物 准备 20分	4	**评估环境：**整洁、宽敞	口述	
	8	**评估用物：**安慰奶嘴、体温计		
	8	**操作者自身评估：**穿整洁衣服、头发整洁，取下手部饰物，卷袖过肘		
操作 要点 70分	6	1. 按照七步洗手法清洗双手	揉搓时间少于15s扣2分，清洗步骤缺一项扣2分	
	7	2. 新生儿哭闹：新生儿一天的睡眠时间为14~20h，平均为16h。如哭闹时间长，应查找原因	口述	
	9	（1）饥饿：用安慰奶嘴试探，如为饥饿可暂停哭闹	边操作边口述	
	9	（2）使用体温计检查体温	边操作边口述	
	9	（3）查看新生儿皮肤有无皮疹、红肿、破损、硬肿	边操作边口述	
	9	（4）查看新生儿腹部有无异常膨隆	边操作边口述	
	9	（5）查看新生儿有无冷热刺激	边操作边口述	
	9	（6）查看新生儿身体有无异物	边操作边口述	
	3	3. 如不能缓解，及时就医	口述	

续表

项目	分值	操作内容	评分依据	扣分
终末 评价 10分	3 4 3	1. 操作熟练程度 2. 有洁污观念 3. 操作时间 5min		
		得分合计		

附表 51　新生儿睡眠观察方法的评分标准

项目	分值	操作内容	评分依据	扣分
用物 准备 20分	4	**评估环境**：整洁、宽敞，温度 22～24℃，湿度 50%～60%	口述	
	8	**操作者准备**：洗手（七步洗手法）、温暖双手	揉搓时间少于 15s 扣 2 分，清洗步骤缺一项扣 2 分	
	8	**操作者自身评估**：穿整洁衣服、头发整洁，取下手部饰物		
操作 要点 70分	10	1. 哭：对感性刺激不易引出反应。新生儿一天睡眠时间为 14～20h，平均 16h，睡觉有睡眠周期，从安静睡眠到活动睡眠为一个睡眠周期	口述	
	10	2. 深睡：新生儿眼闭合，无眼球运动和自然躯体运动，呼吸规则	口述	
	20	3. 浅睡：新生儿眼闭合，眼睛在闭合眼睑下快速活动，常有吸吮动作、肌肉颤动、间断有大的舞蹈样肢体运动，身体像伸懒腰，偶然发生呼吸不规则，脸部常出现表情如微笑、皱眉或怪相	口述	
	10	4. 瞌睡：眼可张开或闭合，眼睑闪动，有不同程度的躯体运动	口述	
	10	5. 安静觉醒：眼睛睁开，机敏，活动少，能集中注意力于刺激源	口述	
	10	6. 活动觉醒：眼睁开，活动多，不易集中注意力	口述	

项目	分值	操作内容	评分依据	扣分
终末 评价 10分	4 3 3	1. 动作轻柔，操作熟练 2. 操作过程中注重语言和眼神的沟通 3. 操作时间5min		
		得分合计		

附表52 新生儿大小便观察方法的评分标准

项目	分值	操作内容	评分依据	扣分
用物 准备 10分	5 5	**评估环境：**整洁、宽敞 **操作者自身评估：**穿整洁衣服、头发整洁，取下手部饰物，卷袖过肘	口述	
操作 要点 80分	 8 9 9 9 9 9 9 9 9	1. 新生儿大便观察 （1）观察新生儿大便的性状、颜色、次数 （2）新生儿在生后1～2天内排出黑绿色黏糊状大便，为胎便。不排胎便或仅排少量黄白色胎便为异常，及时就医 （3）母乳喂养正常为金黄色黏糊状便，粪质均匀略带酸臭味，每天3～5次不等 （4）牛奶喂养的婴儿的粪便多为浅黄色黏糊状样便，较干燥、微臭，每天1～2次 （5）新生儿时期常见的不正常粪便，有消化不良或受凉后的蛋花汤样大便 （6）水样便、赤豆汤样便等，应及时就医 2. 新生儿小便观察 （1）新生儿的尿一般是透明淡黄色的，尿量随吃奶及饮水量的多少而增减，尿液的颜色也随之有深浅变化 （2）冬季气温低，溶解在尿中的白色磷酸盐和碳酸盐沉淀也能使尿液呈乳白色，给新生儿适当增加饮水量，如颜色仍无改变，及时就医 （3）尿液出现红色或其他异常颜色、浑浊等，及时就医	口述 口述 口述 口述 口述 口述 口述 口述 口述	

续表

项目	分值	操作内容	评分依据	扣分
终末 评价 10分	5 5	1. 操作熟练程度 2. 操作时间5min		
		得分合计		

附表53 新生儿吐奶、溢奶处理方法的评分标准

项目	分值	操作内容	评分依据	扣分
用物 准备 20分	4	**评估环境**：整洁、宽敞，温度22～24℃，湿度50%～60%	口述	
	4	**用物准备**：纱布、手帕、棉签、温水		
	4	**操作者准备**：洗手（七步洗手法）、温暖双手	揉搓时间 少于15s 扣2分， 清洗步骤 缺一项扣 2分	
	8	**操作者自身评估**：穿整洁衣服、头发整洁，取下手部饰物		
操作 要点 70分	10	1. 新生儿一旦出现溢奶、吐奶，应立即停止喂养，迅速将新生儿的头偏向一侧，以免呕吐物向后流入咽喉及气管	口述	
	10	2. 观察新生儿有无发绀、心率、呼吸增快的现象	口述	
	10	3. 用干净的手帕或纱布裹住手指，迅速清理新生儿口中残存的呕吐物，以防再次被吸入气管	动作迅速，不可在口腔内停留时间过长 手法不正确不得分	
	10	4. 将棉棒蘸温水清理鼻孔，保持鼻孔清洁湿润，以防呕吐物被吸入气管		
	10	5. 将患儿直立抱起，让其头部紧靠在操作者的肩膀上，手掌弓起轻拍患儿背部		
	10	6. 待新生儿情况改善后，应给予右侧卧位		
	10	7. 继续观察患儿的情况，如出现吐奶不止，应立即去医院就诊，以免贻误病情	口述	

项目	分值	操作内容	评分依据	扣分
终末 评价 10分	2 2 3 3	1. 动作轻柔, 操作熟练 2. 有洁污观念 3. 操作过程中注重语言和眼神的沟通 4. 操作时间 5min		
		得分合计		

[1] 安力彬,陆虹. 妇产科护理学[M]. 6版. 北京:人民卫生出版社,2017.

[2] 谢幸,孔北华,段涛. 妇产科学[M]. 9版. 北京:人民卫生出版社,2018.

[3] 王卫平,孙锟,常立文. 儿科学[M]. 9版. 北京:人民卫生出版社,2018.

[4] 陈荣华,赵正言,刘湘云. 儿童保健学[M]. 5版. 南京:江苏科学技术出版社,2017.

[5] 崔焱,仰曙芬. 儿科护理学[M]. 6版. 北京:人民卫生出版社,2017.

[6] 张波,桂莉. 急危重症护理学[M]. 4版. 北京:人民卫生出版社,2017.

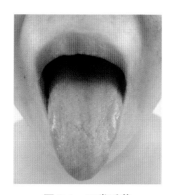

图 3-1 正常舌苔

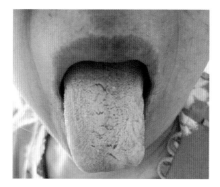

图 3-2 舌苔变厚

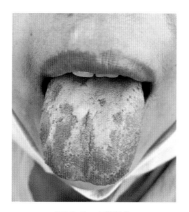

图 3-3 剥落苔

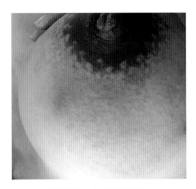

图 4-1　急性乳腺炎

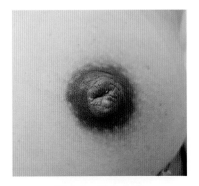

图 4-2　乳头内陷

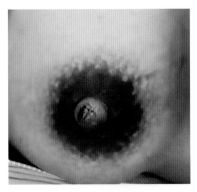

图 4-3　乳头皲裂

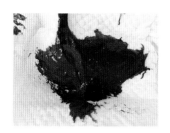

图 9-1　胎便

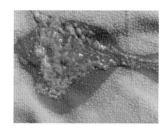

图 9-2　母乳喂养型婴儿大便

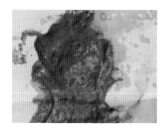

图 9-3　配方奶喂养型婴儿大便

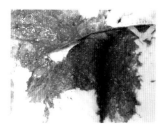

图 9-4　固体食物掺入型婴儿大便

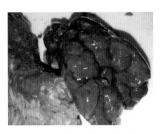

图 9-5 腹泻型婴儿大便

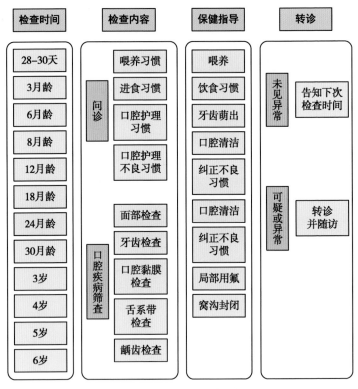

图 10-1 婴幼儿口腔保健流程图